Ⓢ新潮新書

中嶋 聡
NAKAJIMA Satoshi

うつ病休職

717

新潮社

うつ病休職　目次

はじめに

「仕事のことを考えるとゆううつで、朝になると、会社に足が向かないんです。夜もよく眠れないし、食欲も……」

――どのくらい続いていますか？

「二週間くらい前からです」

――思い当たるきっかけはありますか？

「仕事の量が半端じゃなくて。それに、上司が自分のやり方を認めてくれないんです」

――それはうつ病ですね。

「しばらく休みたいんですが」

――それでは三カ月の休職の診断書を書いておきましょう。

近頃、巷《ちまた》のクリニックでよくみられる光景です。

「ゆううつ」で「眠れない」のは「うつ病」のせいで、それは「仕事のストレス」によって生じたものだと、休職を求める人々。そのためには医者の「お墨付き」が必要と、クリニックへ駆け込む。対する医者も、マニュアル通りの問診をして、診断書に「うつ病」と書き込む――。

最近、身のまわりを見渡すと、さほど深刻な病状でもなさそうなのに、「うつ病」で休職している同僚や部下はいませんか。そのほとんどのケースでこのようなやりとりがあったはずです。

私はクリニックを開業している精神科医です。

最近、「うつ病」が以前より急激に増えています。そして、それによって休職する人が増えています。

うつ病は深刻な病気です。早期に発見し、適切な治療を施す必要があります。十分な期間、仕事を離れて、休養をとることも必要です。

しかし、現在「うつ病」とされているもののすべてがそうかと言えば、決してそうではありません。

「うつ病」が、実態以上に増えてしまっていること、そして「うつ病による休職」の案件が増え、社会問題化していることを、現役精神科医の立場から考えたいと思っています。

なぜこのような問題が起きているのか。

臨床の現場では、どのようなやりとりが行われているのか。

それを考えるために、まずは「会社をうつ病で休職する方法」と題して、より具体的なシミュレーションをしてみたいと思います。もちろんこれはちょっとしたブラック・ジョークであり、フィクションです（私自身が臨床の現場でどのようなやりとりをするかは、第二章に詳述します）。その点誤解なきよう、あらかじめお断りを入れておきます。

プロローグ――会社をうつ病で休職する方法

病院へ行こう

だれでも、朝ゆううつで、会社に行きたくないなと感じることがあるでしょう。あるいは、うるさく言われるのが嫌で、上司と顔を合わせたくない時があるでしょう。そんなときは、心療内科を受診しましょう。かなりの確率でうつ病と診断されて、休職するための診断書がもらえます。

「そんなのは仮病じゃないか」って？

いいえ、そんなことはありません。

「うつ病」というれっきとした病気なのです。

その証拠に、手元のパソコンに「うつ病」と入れて検索してみてください。うつ病かどうかを調べるチェックリストが出てくるはずです。さっきのような気分の時に、試しにやってみてください。「あなたはうつ病の疑いがあります。早めに心療内科を受診することをお勧めします」などと出てくるはずです。

しかし、まだこの段階では「疑い」です。

でも、早めに心療内科のクリニックを受診しましょう。調べれば、あなたの家の近くに必ず何軒かあるはずです。病気なのに無理して仕事をしてはいけません。クリニックに行って事情を話せば、きっと休むための診断書をもらえるはずです。なにしろ病気なのですから。

「診断書をもらえれば会社を休むことができるのか？」と疑問に思う人もいるかもしれません。

安心してください。会社にしても、診断書があれば休ませないわけにはいかないのです。労働安全衛生法という法律があります。そこには、企業は労働者の健康を守る義務があると明示されています。第六十五条の三項に、「事業者は、労働者の健康に配慮して、労働者の従事する作業を適切に管理するように努めなければならない」とバッチリ書いてあるのです。

もし職場の上司や管理者が、「その程度で休むのか」「誰だって多少落ち込むことぐらいある。我慢して仕事してるんだ」などと言って休みを認めなかったとしたら、それは大問題です。後々になって「そんな法律があるなんて知らなかった」では済まされず、問題が生じたら会社の方が責任をとらされます。場合によっては〝パワハラ〟のおそれも……。

それでもこう思う人がいるかもしれません。

「単に気分が落ち込んでるのとうつ病は違うんじゃないでしょうか。素人がうつ病じゃないかと思っても、専門医が見たら違うんじゃないでしょうか」

もっともな疑問です。確かに、かつてはそのように考えられていた時代もありました。しかし今では、ちょっとした落ち込みやストレスも見逃さないことが強調されている時代です。二十年ほど前までは、うつ病と診断されるためには精神医学上の厳密な基準をパスする必要がありました。そのかつての診断基準では「うつ病ではない」と却下されていたような状態も、現在では「軽症うつ病」とか「うつ病の初期」と言われて、治療の対象とされています。

うつ病の範囲は、昔とは比べものにならないくらい広がっているのです。今ではむしろ、素人の思う「うつ病」よりも、専門医が「うつ病」とする範囲の方が広いくらいです。

だから、安心してクリニックを受診して、会社に行きたくない気持ちや事情を素直に話してみてください。おそらくたいていの医者からは、以下のような質問がなされるはずです。

何か思い当たるきっかけは？
会社で何かストレスはありませんか？
それはどのくらい続いていますか？
きちんと睡眠はとれていますか？
食欲はありますか？

構えることなく、これらの質問に正直に答えてください。

ストレスが原因でうつ病になる——それはよくあることです。

そういうときは大抵寝つきも悪く、朝早く目が覚めてしまうものです。食欲もそんなにないでしょう。だからありのまま答えればいいのです。

「軽症ですが」と担当医から言われるかもしれませんが、「うつ病」と診断してもらえるはずです。あるいは、「このまま放っておいたらうつ病になる」という言い方をされるかもしれません。

しかしいずれにしろ、「うつ病」という病名で、「○週間（○カ月間）休養が必要」という診断書を書いてもらえるでしょう。

もしかすると病名は、「抑うつ状態」となっているかもしれません。これは医者がうつ病とはいえないと判断したか、もしくは職場に与える印象を考慮して軽めに書いてくれたかのどちらかでしょう。でも気にすることはありません。「休養が必要」という摘要が入ってさえいれば、会社に対する効力は同じです。

まれに、せっかくクリニックを受診したのに、「あなたはうつ病ではありません」とか「病気ではありません」と言われて、休職のための診断書を書いてくれないことがあるかもしれません。その医者は、今どきよほど頑固な医者か、昔の診断基準にこだわっている医者でしょう。たしかに昔は、診断基準が厳しかったのです。ストレスが原因で抑うつ状態になるようなものは、「抑うつ反応」と呼ばれて、うつ病とは別だと考えられていたのです。今ではそんな考え方は、すっかり廃れてしまったのですが。アメリカで研究開発された最新のＤＳＭ-５という診断基準でも、そんな区別は否定されています。そうしたことも、よく勉強していないのでしょう。

でも、心配することはありません。心療内科のクリニックはたくさんあります。少々お金と時間がもったいないですが、気持ちを切り換えて別のクリニックに行けばいいのです。そうすればおそらく、話をわかってくれて、望むような診断書を書いてくれるお医者さんがいるはずです。三カ所も訪ねれば、話のわかる医者に出会えるでしょう。

診断書をゲットするコツ

クリニックに足を運ぶ前に、自分の症状がうつ病かどうかをネットや本で調べる人も多いと思います。当てはまることが多く、「間違いない！」と思ったのに、お医者さんに「それはうつ病ではない」と否定されたら、気分が悪いでしょう。そうした思いをしないために、ちょっとしたコツをお教えしましょう。

第一に、なるべく若い医者がやっているクリニックに行くことです。うつ病の新しい診断基準に慣れていて、それが常識になっているだろうからです。門構えが新しいですから、大体それでわかります。

第二に、「心療内科・精神科」とか「精神科・心療内科」を標榜している医療機関を避けて、「心療内科・内科」か、「内科・心療内科」としているクリニックを選ぶことです。入院施設のある病院などはたいてい「精神科・心療内科」ですから、それは避けましょう。精神科を標榜しているところは、医師がそれにプライドを持っているおそれがあるからです。

「プライドを持った精神科医じゃいけないんですか。精神科医より心療内科医の方がいいんですか」

いい質問です。

ということは、あなたは心療内科医と精神科医は別だと思っているのですか？

本当のことを教えましょう。心療内科医は偽装した精神科医で、心療内科は偽装した精神科なのですよ（一部「本当の心療内科医」という人もいますが、それは内科医で、しかも絶滅危惧種くらい稀です）。

精神科を標榜しているクリニックは、まじめすぎて偽装しきれない精神科医がやっている可能性が高いのです。そうした医師は（まじめなので）古い診断基準にこだわり、うつ病をいまだに狭い範囲で考えている可能性があるのです。

第三のコツは、大きい会社なら、同じような状況で診断書をもらって休んだという人が身近にいるはずですから、その人と同じクリニックに行くことです。とくに、「あの人深刻なようには見えないけど、診断書もらって休んでるってよ」という噂があれば、それを調べましょう。あるいは、ネットで評判を調べるのもいいかもしれません。

幸い「○週間（○カ月間）休養が必要」という診断書をもらえたら、もう大丈夫です。○週間（○カ月間）は確実に休めます。

休職中は何をすればよいのか

さて、気になる休職中の過ごし方です。

あなたは医学的な必要性があって会社を休むことになったのです。とにかくまずは休職の原因となった疲れやストレスを解消することを優先させましょう。

そのためには、とにもかくにもまずはたくさん寝ることです。朝寝坊してもいいし、昼寝だって好きなだけすればいい。そして日中は自分のペースでゆっくり過ごしましょう。読書でも、テレビを観るのでも、自分の好きなことをして過ごせばいいのです。休職中は、上司に様子を報告する必要もないし、メールが来ても返事をする必要はありません。なにしろストレスが一番いけないのです。

しばらく家の中だけで過ごしていると、少し飽きてくるかもしれません。だとしたら、外出すればいいのです。映画を観るのでも、買い物をするのでも、友人と居酒屋に行くのでもいい。

旅行をするのもいいかもしれません。なにせ休職する前は、仕事に追われて、そんな時間的余裕がなかったのですから。ストレスを少しでも減らすためには、休職前にはできなかったことを存分にするのが回復のためにもいいのです。

復職と傷病手当金

そうこうするうちに休職期間もやがて終わりを迎えます。

久しぶりに出社する朝、気が重いですよね。わかります。会社に足が向かなかったり、会社の前まで来たけれど足を踏み入れるのがこわくなってしまったらどうしたらいいでしょう。上司や同僚がどう迎えてくれるかもわかりません。

やっぱりもう少し休もうかな。でも、これ以上休めるわけもないよな……。

心配ありません。また同じクリニックを受診すればよいのです。そのような気持ちをありのまま述べてください。無理に悪い状態であることを強調する必要はありません。

一度「うつ病の診断書」を書いてくれたクリニックなら、また「治療するも、十分な改善が見られないため引き続き◯週間（◯カ月間）休養が必要」と書いてくれるでしょう。まさか、「もうよくなっているんだから頑張って行きなさい」などと冷たいことは言わないでしょう。もし仮に言われたら、さっきの要領で、別のクリニックをトライしてみましょう。

休職を終えて復職ができたら、忘れてはいけない大事なことがあります。それは傷病手当金の申請です。

傷病手当金というのは、れっきとした社会保険の制度で、連続する三日間を含み四日以上仕事を休んだ場合、最長一年六カ月にわたって支払われます。その一日あたりの額は、「支給開始日以前の十二カ月間の標準報酬月額を平均した額」÷三十日×三分の二となっています（なお、休職中でも申請すればもらえます）。

どのように申請すればいいのか？

これが実に簡単なのです。

まずは会社の総務などから申請書をもらいましょう。そこには主治医の意見を書いてもらうところがあるので、それを受診したクリニックに持参して、担当医に書いてもらえばいいのです。それだけです。

どうですか、簡単でしょう？

あなたを「うつ病」と診断したお医者さんが、傷病手当金の申請を断ることはほぼないはずです。

忘れてはいけない障害年金

さて、こうして何週間か（何カ月か）休んで、また復職できたとします。おめでとうございます。もうクリニックとは縁が切れるかもしれません。あるいはなおしばらくの間通院するよう指示されるかもしれません。または、しばらく薬やカウンセリングを続けたいとご自身が希望しているかもしれません。それはケース・バイ・ケースです。

実は、もう一つ、忘れないでほしい大事なことがあります。

もしあなたが「うつ病」と診断されたなら、初診から一年半経った後、障害年金を申請することができるのです。もちろん、その頃すでに十分回復してバリバリ働いているなら、そんなことは考える必要がありません。忘れてください。

でも、もし残念ながら休職が長引いたり、その後心ならずも退職して仕事をしていないなら、それから何年経っていようと、過去に「うつ病」の診断を受けたことがあったのを、思い出してください。そして、ぜひ申請してみてください。審査がありますので通るかどうかはわかりませんが、軽い「うつ病」の既往でも、お医者さんに生活に不自由をきたしていることをうまく表現してもらい、審査を通って障害年金を受給している人が少なくありません。

審査に通れば、それから先だけでなく、過去五年間に遡ってもらえます。計算してみてください。厚生年金保険の加入期間がどんなに短くても二十五年間加入していたものとみなしてもらえて、二級（日常生活にかなりの制限を受けるとされる水準。「うつ病」で認められることの多い級です）だと年百五十万円から二百万円くらい（厚生年金保険加入者の標準的な場合。条件により異なる）ですから、大変な額です。

障害年金は所得税も住民税もかかりませんから、支給額がそのままもらえます。私のところにも、他のクリニックで書いてもらうために、受診状況等証明書という所定の様式の書類を持参して、過去の病歴証明を求めてくる人がたくさんいます。「病気に見えないのにどうして？」と思う人がたくさんいますが、私が審査するわけではありませんからね。ネットで調べたら、「うつ病で障害年金を確実にもらう方法」など、役に立つサイトがたくさん出てきます。

以上が、「会社をうつ病で休職する方法」。さらに「傷病手当金や障害年金を申請する方法」です。

経済的にも、病気の裏付けのないただの休職より、大分有利だということがおわかりいただけたでしょう。

＊

いかがでしょうか？

「こんなに簡単に〝休職〟できるのか？」と驚いた方もいるのではないでしょうか？

しかも休職中の金銭的な補償まで請求できるばかりか、年金の請求権まで手に入れることができる。あらかじめ「フィクション」と断りましたが、現実にほぼ似たようなプロセスを経て、「うつ病休職」をしている人も多いのです。

もちろんこうした方法があることをみなさまにお伝えすることが、私の真意ではありません。繰り返しになりますが、むしろその逆で、このような「うつ病による休職」の案件が増え、社会問題化していることを現役精神科医の立場から考えたいと思っているのです。そのことはきちんと強調しておきます。

本書の構成は次の通りです。

まず第一章で、私の問題意識を簡潔に呈示します。そして第二章で、私の日常診療から、休職のための診断書を希望して受診する人たちの様子を紹介します。

つづく第三章では、弁護士と某企業の人事担当者への取材にもとづいて、企業の側がうつ病をめぐり対応に困惑している様子を紹介します。そして第四章で、混乱の源であるうつ病の診断の問題をとりあげ、現在の診断基準がどのように誤っているかを明らかにします。あわせて、こうしたうつ病を拡大解釈する診断基準が精神医学界にも、世間にも受け入れられている背景についても考えてみます。

それを受けて第五章で、うつ病が問題になった重要な労働判例である電通事件と東芝事件をとりあげ、精神科医の立場から論評します。これまで精神衛生の問題として言及されることはよくあっても、判決そのものが精神医学的に検討されることはありませんでした。法律家は出来合いの診断基準をそのまま受け取るしかなく、事前に専門医の診断を受けていないケースではなおさらそうであるだけに、このような作業も精神医学の専門家の役割として必要であると考えます。章の最後に先の弁護士に再び登場していただいて、私の解釈に対する法律専門家の意見を述べていただきます。

第六章は結びの章で、「病気」と「苦悩」という区別を導入しつつ、第四章でうつ病と区別した抑うつ反応について、どのように認識し、どのように治療するのがよいか、試論的に述べています。エピローグは、私の個人的な体験の紹介です。

第一章　増加するうつ病と「うつ病休職」

なぜ「うつ病休職」が増えているのか

最近、診療していてとくに強く感じることがあります。それは「会社に行くのがしんどくなった。上司に話したら『それなら病院に行って診断書をもらってこい』と言われた。休めるように診断書を書いてほしい」といった患者がとみに多くなっていることです。まさにプロローグで述べた通りのことが、実際の診療現場で多く見受けられるのです。

「うつ」とか「うつ病」という言葉も、人々の意識の中では、診断名というよりは日常の記号のようになっているようです。「ネットで調べたらうつ病って出てきた」という人、友人や同僚から「うつ入ってんじゃない？」と言われたという人、あるいは上司から「そういうのはうつ病だろう」と言われたという人が多くいます。自分から「うつ病のはずだからそのように診断書を書いてほしい」と要求する人も珍しくありません。

聞いてみると、「職場でストレスがある」と言います。医師から見ると、それは仕事をする以上はあたりまえのもので、それほどのストレスとも感じられない場合が多い。

しかし本人は、その影響として抑うつ（落ち込んだ気持ち）や不安、イライラなどを強く訴え、「このような状態では仕事ができそうもない。休みたいので診断書を書いてほしい」と希望します。その中には、当初自分では病院に行こうと思っていなかったが、「上司に相談したら心療内科に行って診てもらうよう言われたので来た」という人も多くいます。

診断書を希望する状況も多様です。

先のような「症状がしんどいから休みたい」という場合のほかに、「上司にパワハラされている。病気ということにして診断書をもらって休みたい」とか「退職したいと言ったら『診断書をもらってこい』と言われた」といったものもあります。

前者の多くは診察しても病気と言えるものではなく、単に労務問題を医療問題にすり替えようとしているだけ、というケースが多い。後者の理由はなかなかわかりませんでしたが、どうも病気のため退職したということになると、退職後も傷病手当金がもらえたり、あるいは失業手当がすぐにもらえるといった事情があるようです（それだけではないことはすぐ後、および第三章で述べます）。

ときには、私が就労可能と判断し、そのように診断書を書いても、上司が執拗に「休職させた方がいいんじゃないですか」と言ってくるケースもあります。なぜなのか不思議でしたが、病休の手続きをせずに欠勤を繰り返した場合、上司が監督責任を問われるので、それを回避したいという動機が考えられるようです（「週刊現代」二〇一二年六月三十日号、神内伸浩《かみうちのぶひろ》弁護士の発言より）。

あるいはもう一つ、うつ病に対して十分な対策をとっていないと、場合によっては企業が安全配慮義務違反もしくは使用者責任を問われるので、たとえ主治医が大丈夫と言っていると本人から聞かされていても、休職などはっきりした形で対策をとっておきたいという理由も考えられます。

第五章で具体的に事件をとりあげますが、二〇〇〇年の電通事件最高裁判決以来、企業は精神衛生面の安全管理に大変神経質になっているのです。

もう一つ、大変違和感を覚えるものに、障害年金があります。最近、抑うつ状態で過去に受診歴のある人が、障害年金の診断書を希望して受診したり、他の病院でそれを書いてもらうため、必要な資料である受診状況等証明書を希望して来院したりする人が非常に多くなっています。

そもそもうつ病で、遷延性（慢性）の経過をたどって障害が残ると言える人は、十五パーセントくらいなのです。ところが、年金目当てに申請書を求める人のカルテを見てみると、かなり多くの場合、とうてい障害年金の対象になるような病歴ではないのですが、過去の受診歴を根拠に、なんとか「うつ病」などと診断してもらおうとします。受診状況等証明書を希望してくる人の場合、それを添付して申請しようとしているのですから、診断書を書いてくれる他の病院を見つけたのに違いありません。

あるいは、同じ障害年金の診断書でも、遡及請求のための診断書を希望して来院する人もいます。先にも触れましたが、障害年金は、五年分までさかのぼって請求することができるのです。そのような人に聞いてみると、現在の状態（現症）についての診断書は、別の病院ですでに書いてもらったと言います。「どんな病気だと言われているんですか」と聞くと、ほとんどの場合、うつ病だと答えます。しかし私が見る限りは、とてもうつ病とは思えません。私の手元にある過去の病歴も同様です。

こうした場合、私は記載を断るか、あるいは自身の診断に基づいて診断書を書きますが、現症についてはは少なくともうつ病として診断書が出されており、またすでに年金をもらっているというケースも多いのです。私の診断が間違っていて、別の病院の診断が正しいという場合もあるでしょうが、その数があまりにも多いのです。担当の医師による見解の違い、というレベルの話とは到底思えません。

こうした休職や経済的補償のための診断書の妥当性をめぐる問題のことを「診断書問題」と呼ぶことにしましょう。

これは、二〇一二年に拙著『「新型うつ病」のデタラメ』（新潮新書）を刊行した時にも、すでに存在したものです。しかし、うつ病の希釈化、すなわちある程度の「落ち込み」が続いてさえいれば簡単に「うつ病」と診断されてしまいかねない傾向はさらに進み、それが日常診療の相当な割合を占めるに至っています。今や臨床の現場は、「診断書を書いてくれ」「いや書けない」といった、お互いに胸が悪くなるようなやりとりなしに一日が過ぎることはないくらいなのです。

広がるうつ病のストライク・ゾーン

どうしてこのような問題が生じたのでしょうか。

第一には、うつ病の診断が不鮮明になったことに起因しています。革新的な診断基準DSM-Ⅲが、一九八〇年に出現しました。おそらくその影響で、一九八〇年代のうつ病生涯有病率の報告は五パーセント前後のものが多かったのですが、一九九〇年以後の

図1　気分障害患者数の推移

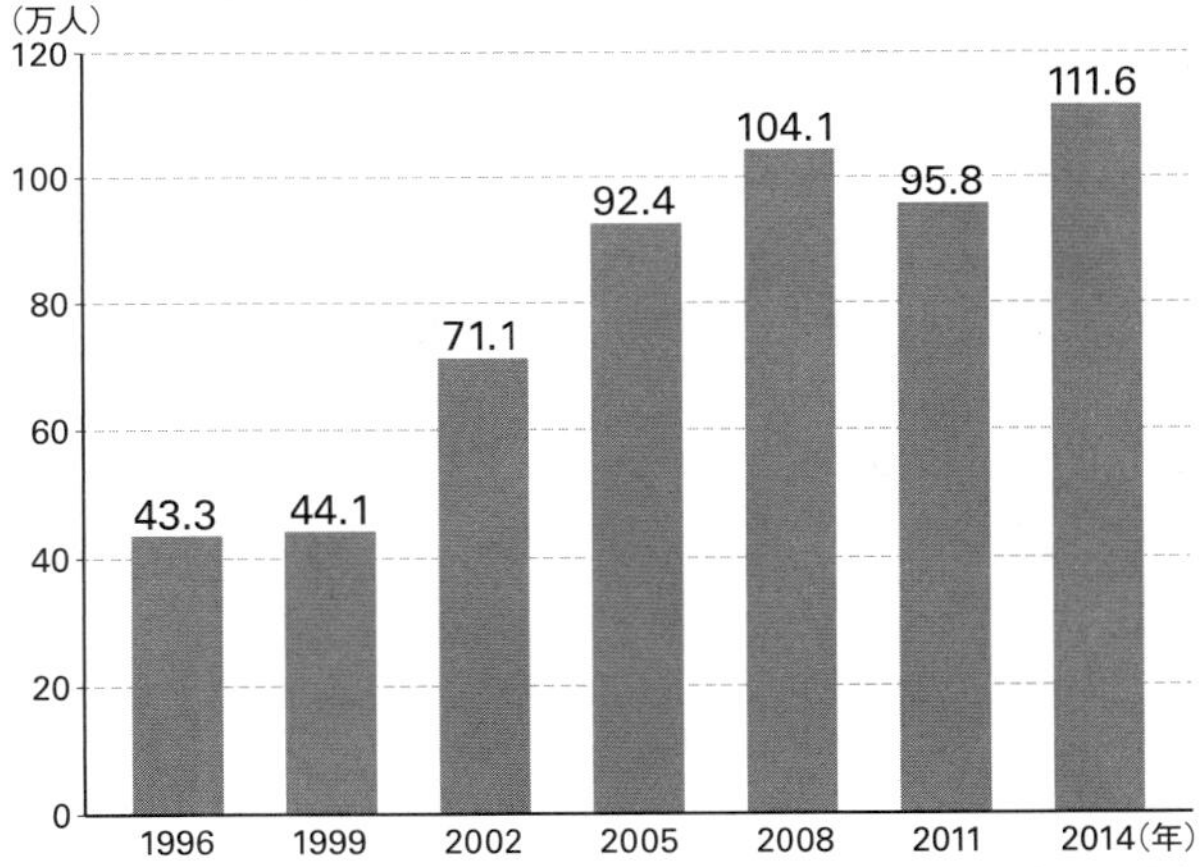

(出典:厚生労働省「患者調査」)

(注1)気分障害は、うつ病のほかに、躁うつ病(双極型)、気分変調症、その他も含む
(注2)2011年の調査では、宮城県の一部と福島県を除いている

報告では十パーセント前後のものが多くなっています（大熊輝雄『現代臨床精神医学』）。

そして第二には、ＳＳＲＩという新しいタイプの抗うつ薬の出現が原因です。ＳＳＲＩが日本で発売になったのは一九九九年ですが、図１のとおり、それをきっかけに患者数は急激に増え、二〇一四年には一九九九年の約二・五倍になりました。

その結果、うつ病は、二〇一〇年代には一九八〇年代の約五倍に増えました。

いったい、ある病気が短期間に

そんなに増えることがあり得るでしょうか。

絶対にあり得ないとは言えません。しかしうつ病の場合、増加の理由がある程度はっきりしているのです。

言うなれば、「ストライク・ゾーンを大きくしたら三振が五倍に増えた」ようなものです。

こうした「ストライク・ゾーン」の変化に伴って、うつ病と周辺の病態との区別も曖昧になりました。そのため、現在の診断基準でうつ病とは言えないような抑うつ状態でも（ことに診断書を求められた場合などに）、うつ病と便宜的に診断されている場合が多いのです。しかしこれは、診断する医師の良識が問われることとはいえ、この三十年の変化の付随的な現象にすぎません。後で詳しく述べますが、以前の「ストライク・ゾーン」には質的な意味がありましたが、現在の広くなった「ストライク・ゾーン」には質的な意味がないからです。

現在の診断基準、すなわちＤＳＭ-５やＩＣＤ-10（国際診断基準）によって診断されるうつ病は、精神病理学的には誤ったものです。簡単に言えば、うつ病と抑うつ反応の混合物であり、うつ病でないもの、すなわち抑うつ反応がうつ病と診断されてしまいます。

　世間でうつ病は「ストレス―脆弱性モデル」（註　ストレスが強ければ強いほど、また主体がそれに対して打たれ弱ければ弱いほど起こりやすいとするモデル）で理解され、ストレスによって起こるものと考えられています。しかしそれは、労災の認定においてもそうですが、誤った認識です。そうしたものは一般に抑うつ反応であり、うつ病ではありません。これは大事なことなので、この後何度も繰り返すと思いますから覚えておいてください。

社会問題化する「うつ病休職」

「診断書問題」を生み出したもう一つの原因、というより背景は、メンタルヘルス領域における企業の安全管理の問題です。

「うつ病休職」は、今や社会問題になっています。

　公務員の統計では国家公務員の一パーセント強、地方公務員の一パーセント弱が、「主にうつが原因のメンタル休職者」だといいます（「週刊東洋経済」二〇一四年一月十八日号）。

図2　精神疾患による病気休職者の割合

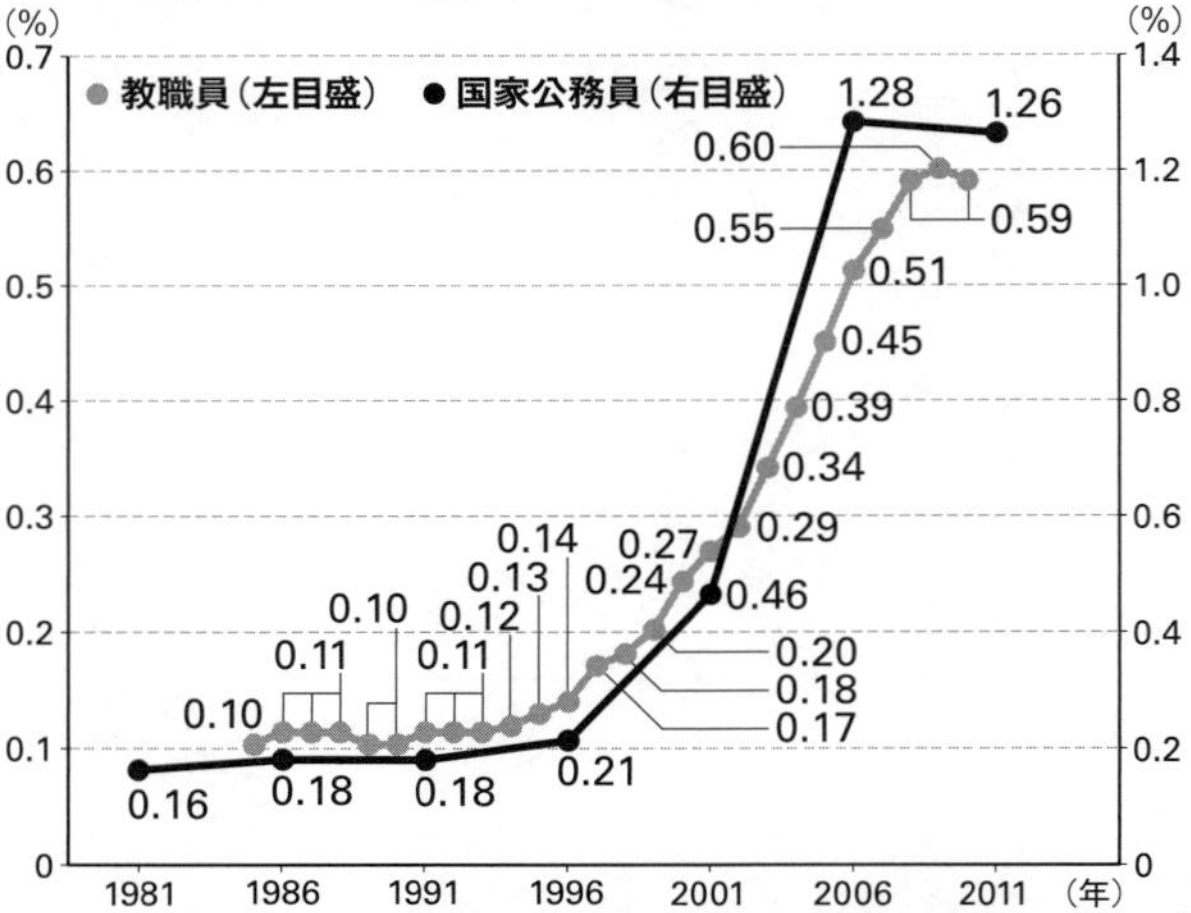

（出典：1. 人事院「平成23年度国家公務員長期病休者実態調査結果の概要」
2. 文部科学省「教員のメンタルヘルスの現状」［平成24年］）

厚生労働省の二〇一三年の調査結果によれば、日本の職場の十パーセントで、「心の病」を理由に一カ月以上休んだり、退職したりした従業員がいました。

また、公立小中高校教員の精神疾患による休職数は、一九九〇年以降増え続け、二〇〇八年に五千人を超えて以来、年間五千人前後で高止まりが続いており、退職者も年間千人弱に上っています（毎日新聞　二〇一四年八月五日朝刊、図2）。

また、労働政策研究・研修機構のまとめによれば、うつ病などメンタルヘルスの不調で会社を休職した社員の四十二・三パーセントが、休職制度の利用中や職場復帰後に退職しているとのことです（共同通信　二〇一四年三月十八日記事）。復帰後の支援体制が不十分なことも背景にあるでしょうが、退職者の多さは企業経営にとっても大きな損失です。

二〇一三年度からは、厚生労働省が医療計画に盛り込むべき疾病として、それまでのがん、脳卒中、急性心筋梗塞、糖尿病の四大疾病に、精神疾患を加え、「五大疾病」としました。その背景には、高齢化に伴う認知症の増加もありますが、とりわけ、職場でのうつ病の増加があります。そして、企業が最も対策を重視している疾病としてあげた割合が高いのは、メンタルヘルスが二十一・九パーセントで、生活習慣病（八・九パーセント）やがん（五・四パーセント）を大きく上回っています（共同通信　二〇一四年三月十八日記事）。

それに伴い、労災認定も増えています。厚生労働省によると、二〇一四年度、仕事のストレスなどで心の病を発症し、労災申請した人は千四百五十六人に上り、前年度より六十一人多い過去最多の四百九十七人が労災認定されました（毎日新聞　二〇一五年十一月三十日朝刊、図3）。なおこれには、すぐ次に述べる労働裁判の結果が大きく影響しています。

こうした背景のもとに、精神衛生領域における企業の安全管理の問題がクローズアップされてきたのです。しかしそれは、企業内部における問題意識の高まりから起こったのではありませんでした。企業にとってはいわば「外圧」となる、うつ病をめぐる過労自殺や解雇に関するいくつかの衝撃的な判決から生まれました。

二〇〇〇年に電通事件（自殺）、二〇〇七年に積善会事件（自殺）、二〇一四年に東芝事件（解雇）の判決が下されました。いずれも、企業の精神衛生に関する安全管理責任が断罪され、企業にとって非常に厳しい判決が下されました。

これらの判決に企業も、社会全体も、影響というより衝撃を受け、メンタルヘルスに関する安全管理体制を整備しなくてはならないという気運が高まりました。

まず、労災の認定基準が大きく変わりました。実は、すでに一九九九年に、電通事件の裁判の影響も受けてかなり大幅な変更がなされたのですが、さらにそれが二〇一一年に見直され、労務問題に起因する精神疾患や、その結果としての自殺について、労災が認められやすくなりました。

二〇一四年には、「過労死等防止対策推進法」が成立しました。

図3　精神障害等の労災認定状況

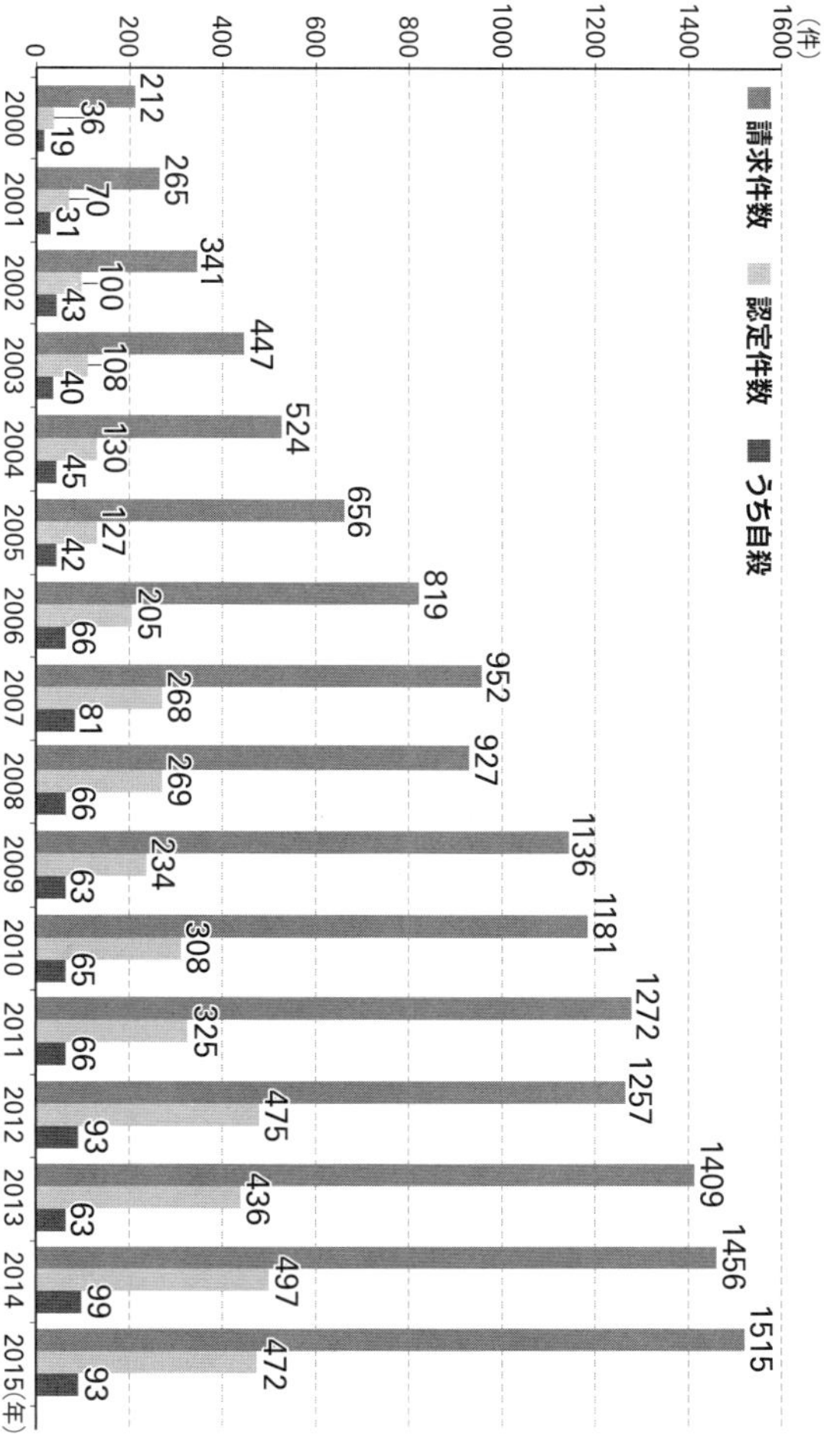

(注)自殺には未遂を含む

(出典:厚生労働省「産業医制度の在り方に関する検討会報告書」)

また同年、改正労働安全衛生法が成立し、それに伴い二〇一五年十二月からは、従業員五十名以上の企業にストレスチェックの実施が義務づけられました。企業が年一回、全従業員を対象に、ストレスに関する質問票に記入させて、高ストレス者と判断された本人から申し出があった場合には、医師による面接指導を受けさせなければならないことになったのです。

こうした流れは、これで終わりではありません。また、終わりであってはならないでしょう。二〇一六年十月には、「第二の電通事件」とも言うべき事件が起こりました。電通の女性新入社員が長時間労働を苦にして自殺し、やはりうつ病に罹患していたとして労災が認められるというこの事件をきっかけに、長時間労働見直しの気運がさらに高まっています。

こうした判決や事件の影響で、安全管理体制はたしかに整備されました。それは間違いなく良いことです。しかしことはそれほど単純ではありません。

企業は、メンタルヘルス関連の問題が起こった場合、どうしてよいかわからないのです。先に「外圧」によって変わったと言いましたが、決してこの間に、企業が十分に認識を深めたというわけではないのです。

企業は社員のメンタルヘルスの問題に神経質になり、必要以上の不安を抱えています。そこで、何か問題があると、場合によっては問題が起きそうな予兆があると、「一度心療内科に行ってきなさい。診てもらって診断書をもらってきなさい」ということになるわけです。こうして「回避」（後述）という「診断書問題」が起きてきます。

さらに、いささかややこしいのですが、「診断書問題」の大本にはうつ病の診断をめぐる「診断問題」があります。これが企業の安全管理に大きな影響を与えています。うつ病と抑うつ反応が混同されることによって、うつ病がストレスによって起こる病気の代表のように誤解されています。社員がうつ病、あるいはうつ病の疑いがあるとされると、企業は法的にはいわば爆弾を抱えたような状況に置かれてしまっているのです。

判決が指摘するように、それまでの企業の安全管理に少なからず問題があったことは事実であり、その結果、先に述べたように、メンタルヘルス関連の安全管理に関する法整備も進みました。企業が社員の精神衛生に敏感になることは良いことです。しかしそれが誤った理解に基づいていてはいけないし、その結果として、対応が社員を真に配慮することではなく、「裁判になっても負けないように」というような防衛的な対策になっていることは、好ましいことではないでしょう。

これらの判決を精神科医の目で見直すと、先に触れたうつ病診断の誤りが判決の論旨に大きく影響していることに気づきます。つまり、うつ病かどうかという診断によっては、判決内容もかなり変わっていたのではないかと思われるのです。

実を言えば、これらの事件の当事者は、精神科医による診断をほとんどあるいはまったく受けていません。うつ病という診断は、いずれのケースでも、先にあげた診断基準の一つであるＩＣＤ-10に基づいて、裁判官がつけた（もしくは労災専門部会の判断を援用した）ものです。いずれもうつ病が問題になり、しかも論理構成において決定的な意義を持った判決です。第五章ではこれらの裁判をとりあげて精神医学的に検討し、精神科医としての意見を述べてみたいと思います。

それは「疾病利得」のことである

本書の主題は「診断書問題」です。「診断書問題」は、それ自体はきわめてマイナーな問題です。しかしそれは、より根本的なうつ病をめぐる「診断問題」と、社会問題化している企業の「安全配慮問題」につながっています。

いわば「診断書問題」が〝窓〟の役割をしていて、そこから中を覗いてみることで

「診断問題」や企業の「安全管理問題」が見えてくるのです。さらに、この問題をつきつめて考えることで、ある矛盾が明らかになってきます。この矛盾に、うつ病や休職をめぐるさまざまな問題が凝縮されていると考えます。それを浮き彫りにして、問題の解決に少しでも寄与しようというのが、本書の目的です。

「診断書問題」についてさらに考えていきましょう。

「診断書問題」とは、「疾病利得」（病気になることによって得られる利益）の問題と言い換えることが可能です。

深刻にうつ病で悩んでいる人々にとっては考えられないことですが、「うつ病」と診断されることによって、〝利益〟を得る人たちが少なからずいるのです。とはいえここでいう〝利益〟とは、ほとんどの場合、当事者が意図的に追い求めているものではありません（それだと〝詐欺〟になってしまいます）。

そういった性質のものではなく、むしろ人間一般に備わっている、安逸を求める傾向に根ざした〝利益〟です。苦しくなったとき、追い込まれたときに、少しでも楽な道があるならそれを選ぼうとする――そうした傾向です。私を含め、誰にでもある傾向でしょう。〝弱さ〟ではあっても〝不正義〟とまでは言えません。

逃避・利益・回避――「診断書問題」の意味

「診断書問題」は、次の三つの意味に分けられます。

一つ目は、逃避です。診断書というお医者さんのお墨付をもらえれば、一定期間休職できる。わかりやすく言えば、「サボれる」ということです。

二つ目は、経済的利益です。プロローグでシミュレーションしたように、休職中や復職後に傷病手当金意見書や、退職後に障害年金診断書を書いてもらえば、経済的補償が得られる。しかしこれは利益といっても、あくまで疾病による損失に対する補償にすぎませんから、「儲かる」というよりは「得する」と表現するのが適当でしょう。

三つ目は、回避です。これは少しわかりにくいかもしれません。「回避」とは、この場合、問題そのものに直面することを避け、「とりあえずの曖昧な解決」を得ることです。「ごまかす」といえば、よりわかりやすいでしょうか。

次に「うつ病休職」において、被雇用者と企業側のどちらが得る利益かを考えてみましょう。先の「逃避」や「経済的利益」が、もっぱら被雇用者の得る利益であるのに対して、この「回避」で生じる利益は、被雇用者と企業の双方が得ることができるものです（さらに「診断問題」にも「回避」がありますが、これについては第三・四章で触れます）。

この「回避」に思い当たらず、当初私も「診断書問題」を「逃避」と「経済的利益」の二つの意味のみで捉えていました。「サボれて、得する」という、単なる個人の利益の問題としてです。しかし、次第に認識が深まるにつれ、そこにはもっと根の深いものが絡んでいることに気づきました。

不調を訴えた場合、会社（直接には上司）が受診を勧めることが多い。また会社（上司）がその社員の診断書をほしがることが多い。かねてより私はこのことをとても不思議に感じていました。

「なぜ会社が病院で診断書をもらってくることを勧めるのか？」と。

しかし次第に、「診断書問題」の第三の意味である「回避」の存在に気づいたのです。すなわち「診断書問題」が、単に医学的な「診断問題」を反映するだけのものではなく、企業の「安全管理問題」という社会問題を反映するものでもあることに気づきました。

この「回避」をわかりやすく説明するために、またプロローグのようなフィクションではありますが、よくあるやりとりを再構成してみたいと思います。

なぜ上司は病院へ行くことを勧めるのか

「調子が悪い」と上司に相談すると、上司は「とりあえず心療内科に行って診断書をもらってきなさい。診断書があれば病休できるから」と勧めます。それを受けて本人が受診。話を聞くと、「仕事量が多すぎてとてもこなせない。毎日午前一時まで仕事しても終わらず、寝る暇がない。最近朝起きるのが辛く、気分もゆううつで、集中力もなくボーッとしている」と訴えます。

医師はそれを聞いて、上司にまず率直に事情を話すように伝えます。しかし本人は、「上司に話してもわかってもらえそうもない。仕事を減らしてほしいなどと言っても、けんもほろろに却下されるだけです」と、「病休の診断書をもらってしばらく休みたい」と、懇願するように繰り返します。たしかにその様子も辛そうです。結果、医師は「〇カ月自宅療養を要する」という診断書を書く——。

精神科の臨床現場では、よくあるやりとりです。

この場合、上司（会社）は、安全配慮義務を「とりあえず」果たしたことになります。

のみならず、本来は長時間労働という労務にもとづく問題なのに、「本人の病気」ということに問題を矮小化でき、かつ、労務管理の問題を棚上げできるという利益を得ます。本人も、問題の本質は仕事量（長時間労働）だとわかっているにもかかわらず、それについて上司と話し合う負担を考えると気が進まない。それよりは病院に行って診断書をもらえれば、「とりあえず」しばらくは仕事から解放されて休める。

これが、双方が利益を得る「とりあえずの曖昧な解決」＝「回避」です。

診察にあたった医師も「回避」しています。問題の本質は違うと気づきながらも、とりあえず「休息を勧める」という形で問題を先送りしているわけですから。

本人について言えば、「逃避」との違いは、当座の苦しさを「避ける」ことが主眼で、「休むことで楽をしよう」という目的ではないことです（実際には区別は困難ですが）。「回避」の最大の問題は、このように当事者すべてが小康を得ることによって、問題の本質を覆い隠してしまうことにあります。とりあえず一番楽になるのは本人なので、本人が一番得をするように見えますが、実際にはより大きな問題を「回避」しているのは会社の方でしょう。

「ストレスチェック制度」などのメンタルヘルス対策にしても、一見企業の安全管理がそれによって充実しているように見えますが、真の問題がたとえば長時間労働であったり、上司の習慣的なパワハラであったりする場合、問題を健康問題に見せかけて矮小化してしまう危険性はないでしょうか。

労災認定基準の大幅変更や、新しい法整備がなされながら、まさにその発端となった企業（電通）で（第五章で詳述）、女性社員が過労を原因に自殺するという「第二の事件」が起こり、長時間労働の問題が、まったくと言っていいほど放置されていたことが明るみに出ました。時間外労働が月七十時間を超えないようにと指導されていたようですが、この自殺した女性社員の時間外労働は、事後の労基署の認定では百時間を超えていたそうです。にもかかわらず、本人申告の「勤務状況報告表」には「六十九・九時間」「六十九・五時間」と記載されていたそうです（毎日新聞　二〇一六年十月八日朝刊）。この事件が、企業の現在の安全管理対策の問題点を象徴しているように思われてなりません。

本当に困っている人たちのために

「診断書問題」が生じるのは、ほとんどがうつ病以外の人たち、すなわち心理的・環境的要因からうつ状態になった抑うつ反応の人たちです。

現実にはしばしばうつ病と診断されるため、うつ病の深刻さのイメージを転用的に得ることになります。もちろんそれも治療を必要とする事態であり、われわれ医師は真剣に治療にあたらなくてはいけません。うつ病とは異なる治療上の工夫をする必要もあります。

しかし肺炎と風邪が、その深刻さを異にし、それゆえ与えるべき休養や社会的保障の程度が異なるように、許容できる「病者役割」（シック・ロール）も異なります。また、本人に求めるべき自助努力の程度もしかり。肺炎と風邪の患者双方に同じ内容の休職の診断書を書いたり、その他の診断書（障害年金の診断書など）を書いたりできないのは当然のことです。

私の真意は、第一には、うつ病（もちろん、真のうつ病）のような、本当に深刻な病気の人たちを大事にしたいということです。そのためには、備えられている社会的諸制度を、そうした人たちに限定しておかなくてはなりません。そしてまた、多少のストレスがあっても我慢して働いているに違いない、周囲にいるまじめな人たちが、不当に損をすることがないようにもしたい。医師は、直接には目の前の患者のために仕事をしていますが、同時に社会的視点を忘れてはならないと私は考えています。

しかし、もう一つ、私が伝えたいことがあります。

「風邪」にたとえていることから、私が抑うつ反応を軽んじている印象を持たれた方もいるかもしれません。たしかに病状的には深刻な病態ではないと考えています。それではなぜ深刻な社会問題になっているのでしょうか。

長時間労働などの労務問題に起因して、自殺して亡くなっている人は、いわば風邪で亡くなっているのです。もっと早めに手を打てなかったのか。もっと早めに医療機関を受診させ、きめ細かな治療を受けていれば、そのようなことにならなかったのではないか。そうしたことがよく言われます。

肺炎であればそうでしょう。風邪でも、ある程度はそれは言えます。しかし風邪であれば、こじらせさえしなければ、普通そういう深刻なことにはなりません。

では、なぜこじらすのか。問題はそこにあります。

起こっている事態を深刻な病気とみなしてしまう、あるいはそれをおそれる。「とにかく休め」と、休職させてしまう。休養することでたしかに多少楽にはなるが、労働環境は何も変わっていない。それでは本質的な解決とは言えません。見せかけの問題解決で、小康を得るだけです。真のうつ病が休養を通じて良くなった場合より、はるかに悪い状況です。

仕事熱心であれば、ありふれた不調と思うから、ますます医療機関には行きません。我慢して限界まで仕事をして、倒れてしまう。そういう意味では、健康診断やストレスチェックですぐに引っかかる人より、なかなか引っかからない健康度の比較的高い人の方が、ぎりぎりまで追い詰められやすく、危険かもしれません。

「健康な人が、なぜ当たり前の心の反応のために、深刻な事態に陥るのか」――そのように問題を立てるのが適切なのではないか。問題は、「うつ病の早期発見・治療」ではなく、むしろ「問題をうつ病と認識すること」にあるのではないか。うつ病と認識することが的外れであり、それに基づく「休職」という処方箋が、場合によっては問題を覆い隠し、こじらす原因になっているのではないか。

それゆえ、医師の役割として、うつ病と、当たり前の心の反応である抑うつ反応との鑑別が重要になってくると考えます。

労務問題の解決は医療の役割ではありませんが、問題が「病気の深刻さ」にあるのか、それとも「環境要因の深刻さ」にあるのかを判別し、問題の所在を明らかにすること、状態そのものの治療と並行して、それを本人にはもちろん、診断書を通じてあるいは直接、上司や産業医にも説明することが、問題の所在を正しく認知してもらうことにつながり、問題解決の一助になるのではないか。

この点について、さらに考えていきましょう。

第二章　休職診断書を求める人たち

本章では臨床現場を再現しながら、休職のために診断書を求めてくる人たちが、実際にはどのような症状を訴えてくるのか、具体的な例をあげて、話を進めていきたいと思います。いずれも症状とストレスとの関係が了解でき、新しくなった現在の診断基準ではうつ病とされる可能性があるものの、私からすればうつ病ではないと考えられるケースです。また一部には病気かどうかも疑わしいケースもあります。

なお、「診断」はすべて筆者によるものです。「心因反応（体験反応）」とは、性格的・環境的要因によって起こる精神反応を包括的に表す病名です。その中で抑うつ状態を主たる病像とするものを「抑うつ体験反応」と言いますが、そのうち環境的要因を主とするものを「抑うつ反応」、性格的要因を主とするものを「抑うつ神経症」と呼びます。なおＤＳＭおよびＩＣＤでは、一般に軽症ないし中等症の抑うつ反応は「適応障害」、また抑うつ神経症は「気分変調症」と呼ばれています（このあたりは第四章でも詳述します）。

さして重症とも思われないのに休職（診断書）を希望する人たち

福祉施設で介護の仕事をしているが、三年前から、時々出勤する時期はあるものの、ほとんど休職している。

「一時ボランティアでリハビリ出勤した。きつくても当日出てくるようにと言われたが、長続きしなかった」

「吐気と頭痛が続いている。内科で『ストレスからくる逆流性食道炎』と言われた」

「風邪とウソついて休んだりしている」

職場からは「気持ちの問題ではないか」と言われているという。

見るからにやる気のなさそうな話し方、振る舞い。普段は別の精神科クリニックに通院しているが、最近課長に呼び出されて、「何年も続いているんだからまた休むのではこっちも困ります。もう何年もうちでやっているんだから」と言われ、セカンドオピニオンをもらってくるよう指示され、そのクリニックからの紹介状を持参して受診した。

紹介状には次のようにあった。

「病名：適応障害。休職一年余り、休職中リワーク、リハビリ出勤三カ月、約一年前フル出勤となったものの、職場不適応（年休、病休）、身体的愁訴（漠然とした身体の不調の訴え）が続いています。このたび、休みが多いことから、職場上司からセカンドオピニオンを要求されたとのことです」

これを受けて、同クリニックに上記診断を支持する旨の返書を出すとともに、職場宛に次のような診断書を交付した。

「病名：適応障害。『〇〇病』といったものではなく、性格を背景とした反応性のものと考えられる」

この症例がそれに該当するかどうかははっきりしないが、いわゆる「新型うつ病」によくあるのと同様の休職パターンである。

——診断：抑うつ神経症（疑）

【症例2　二十四歳男性】

薬剤師。就職して三カ月目。最初の一年は研修だが、「することが忙しくて。気分が晴れない。眠れない」と訴え来院。

「仕事が終わってから発表の課題を準備する。家に帰るのは夜中の二時か三時。職場に泊まることもある」

――（一週間前にあった）発表は？

「行かなかった。その前から休んでしまった」

――上司の反応は？

「特に叱られるとかはなかった。ゆっくり休むようにと言われた」という（休職ではなく一般的な休養の指示だったらしい）。

その後も出勤できず、休んでいる。「上司に連絡はしましたか」と聞くと、「はい」と答えるが、よく聞くと同居している女性が代わりに連絡したとのこと。それを聞いた上司が「一度病院に行けということだった」ので来院したとのこと。

弱力性。逃避的な印象。やや元気のない感じだが、そのほか格別の症状は見られない。発表の負荷をきっかけに、ずるずると休んでしまっている印象。

「うつ病じゃないんですか」と尋ねるので、そうではないと答えた。職場に提出する診断書を希望する。本人は休職のためのものを希望している様子だったが、それは書かず、次のような内容のものを書いた。

「病名：抑うつ体験反応。弱力性の性格傾向の上に仕事の負荷が加わって、適応障害を起こしているものと考えられる。近日中に上司のもとに相談に行くよう指導した」

「新型うつ病」の一例で、専門的には広瀬徹也のいう「逃避型抑うつ」に属するタイプ（「新型うつ病」は広瀬、松浪克文、樽味伸が記述した症例群を包含する俗称）。逃避を許容せず、「ズルズル休み」を早めに食い止めることが必要と判断した。一回の受診で終了。

——診断：抑うつ反応（逃避型）

方便として診断書を希望する人たち

【症例3　四十一歳男性】

自衛官。「一カ月前から上司が替わり、厳しい人になった」「上司と二人きりの部屋で仕事しているが、顔を見たくない」という。

——どうしてですか？

「すべてを否定されるし、質問しても答えが返ってこない」

上司が笑っている顔が夢に出てくる。どうしたらいいかと迷っている毎日だという。さらに上の上司もいるというので、抗不安薬と睡眠薬を処方の上、その人にも相談してみるよう勧めた。

二週間後、「薬をのんだら落ち着いて仕事ができるようになった」という。でもまだ、一人で考え事をしている時に押しつぶされるような気持ちになることがあるとも。

その一カ月後、「ムカムカしてきて、今日は仕事を休んだ」と言って来院。「（上司に）会いたくないですね」「休ませてくれと言ったが、本人申告では納得してもらえなくて」と、休職診断書を希望。病気を方便にしようとする逃避的な動機が感じられたので、「休職が必要という内容では書けない。病状証明なら書ける」と話すと、それでもよいと希望するので書いた。

その一週間後に再び来院。職場でどう処遇されているのかわからないが、仕事はなお休んでいる様子。さらに上の上司に面接してもらい、「部署の異動はしない。その人（上司）に注意はする。来週から出てこい」と言われたという。「でもその人は悪魔だから。潰れるまで使ってやろうという魂胆だと思うんですけど」。抑うつ的ではなく、むしろ勢いがある。攻撃的、他罰的。

三週間後、件の上司と一緒に来院。同席面接した（私は必ず本人同席でのみ面接する）。一見したところでは普通の感じの人。上司の質問に答える形で、「診断は心因反応である。環境調整は有益であろうが、病気の性質から見て必須ではない。職場の裁量でよい」と伝えた。

一カ月後来院。「三カ月後に配置換えしてもらえることになった。それで気が楽になった」という。表情も少し穏やかに。

その後も不安感の訴えは続き、抗不安薬の調整などをしていたが、予定通り配置転換が決まった。ホッとした様子。その後は、時に頭痛や不安の訴えはあったが、ひどくなることはなく、安定した状態が一年余り続いた後、通院中断となった（確認してはいないが、軽快して必要なくなったためである可能性が強い）。

振り返ると、一時は追い詰められ、逃避的に休職を希望した状況があったが、そこで安易に休職診断書を書かずに、本筋の解決を促したことが結果的に奏功したように思う。もっとも、本人が直接事態解決に動いたわけではなく、休職診断書を断られたにもかかわらずそのまま逃避的に一週間余り休んでしまい、それでやむなく上の上司が動いたという経緯が、たまたま好結果につながったにすぎないが。実際には、いつも良好な結果に終わるという保証があるわけではない。心因反応で、本人に就労能力があると見なされる場合には、本例のような対応が本筋ではないかと思っているが、本人の反応や状態を見ながら、そのつど適切な介入の仕方を考える必要はある。

くなっていて、
したり復職した
りを繰り返している」という

――今回そのクリニックに行かなかったのは？

「あまり話を聞いてくれないから」

――これまで休職というのは？

「毎回事情が違う。おととしは九カ月間休んだ。その時は育児との兼ね合いがつかなかった。去年は上司と考えが合わなくて。上司の考えに合わせようとして負担が来た。思ってもいないことをやらされている感じがあって……。生徒の話を聞くようにしていたが、上司から『抑えるところは抑えろ』と」

――今回はどういう理由で？

「考えの違いもあるが、仕事が多すぎるんじゃないかという思いもある。我慢してやっていたが、何か自分の中で壊れそうな感じがした。眠れなくて、動悸もする。今日校長と話したら、『受診してしばらく休んだらどうか』と言われた」

休職診断書を希望していたので、「○○病といったものではないので、そのようなものを書くことはできません。もしカウンセリングをご希望なら、ご案内しましょう」と伝えたところ、とくにそれは希望せず、一回の受診で終了した。

上司との軋轢など、職務上の問題をもとにした休職希望であることは明らかであった。もしかすると、普段通っている心療内科で同様の依頼を断られて、当院に来院したのかもしれない。それにしても、管理者も病気休職を勧めるというのはどういうことだろうか。管理者にとっても、その方が労務管理的な問題を回避できるという利益があるのかもしれない。

——診断：心因反応

【症例5 二十四歳男性】

会社員。「最近仕事の量が増えてきて。それに昇給とかもなくて、将来を考えると不安。最近五キロぐらいやせて、眠りにくくなっている」と訴え来院。「一日十二時間働いている。休みの日とかも出勤が多いんで。ただで出ている」「同じように思っている人がいて、その人が心療内科を受診して診断書を書いてもらったら、大事にしてもらえるようになった。定時に上がってよくなり、飲み会も出なくてよくなった」「自分は診断書を出してないからやる気のない奴と思われて、『モチベーションがないなら辞めろ』と言われている」という。「上司に話したら、『自分は仕事が面白いから続けているが、面白くないなら辞めればよい』と言われた」とも。「勉強して資格取っても昇給もないし意味がない」「飲み会も強制的に連れて行かれて上司の愚痴を聞かされ、上司を接待する場になっている」と、仕事に対する不満を多弁に語る。

「休みたいから診断書を出してほしい」と希望。診断書をもらうのが目的の様子で、「職場で話すのが本筋でしょう」と話すも、執拗に要求する。不安、体重減少、不眠の訴えは少し見られたが、とりたてて治療を要する程度ではない。「今日の状態や訴えの内容を書くものでいいですか」と尋ねると、それでいいと言うので、病状証明として状態を記載したものを発行した。

おそらく労務上の問題は存在するのであろう。訴え方が下手である面もある。しかし明らかに病気を利用して休もう、という意図がはっきりしている場合、医師として希望通りにするわけにはいかない。

――診断：疾病性なし

【症例6　三十一歳男性】

コールセンターの事業所責任者。四カ月前にこの立場になった。「上に統括する上司がいるが、この人とうまく付き合えない。それで会社に行こうとすると足と体が向かない」との主訴で受診。

「上司との関係が原因だとはっきりしている。仕事そのものは苦ではない」

「資料を作れと言われ、やり方を聞くと『考えてやれ』と言われた。『自分にだけわざと接し方を変えている』と言われたが、意味がわからない」

「おとといから会社に行ってない。部署異動をするなり環境を変えてもらいたいと思っている。そう頼みたいが、どういう言い方をしたらいいのかわからない。さらに上の上司にも一度相談したが『がんばれ』と言われただけだった。（直属の）上司には正直会いたくない」

「今までの経験だと『医者はどう言ってるんだ』という話になる」と、病気であることを証明するような診断書を希望する。

——経験があるんですか？

「他の人の例を見ていると」

——医者がどう言っているかはあまり関係ないでしょう。自分で直接上司なりその上の方に相談して、こじれないうちに問題解決を図る必要があるのではないでしょうか。

希望する処遇を実現するための方便として、病気を利用しようとした印象。自身の責任に属する事柄を、病気ないしは医師に肩代わりしてもらおうという意図が窺われる。事業所責任者を任されたのであれば、なおさら相応の責任を自覚する必要がありそうに思われるのだが。もっともここから先は、精神科医の私の領分ではない。

——診断：疾病性なし

【症例7　四十歳男性】

自衛官。「転勤が不安で落ち着かず、不眠になっている」との主訴で来院。「転勤の命令を受けた。でも両親の介護をやっている。両親とも病気のため地元を離れられない」。そのことを話したが聞いてもらえず、「両親を転地させてでも転勤するように」と言われたらしく、「仕事をしばらく休みたいので休職診断書を書いて下さい」という。

上記症状は認められるが、仕事ができないというほどではない。明らかに転勤命令を回避するための方便として希望している様子。「休職が必要とは認められないのでそのようなものは書けません」と断った。「断るならもっと条件の悪い所に転勤させるぞ」と脅かされていると言うので、「もしそうした問題を相談したいのなら、労働問題の専門家が適当でしょう」と話しておいた。不眠に対し睡眠薬による治療を勧めたが、希望せず、一回の受診で終わった。

——診断：心因反応

【症例8　五十歳男性】

会社員。「会社に診断書を持っていく必要がある」といきなり訴える。

——どういうことですか？

「休んでいる間、何かの手当をもらうために必要と会社から言われた」。どうやら傷病手当金のことらしい。「会社から、事故を起こしてはいけないからしばらく休もうねと言われた」という。不眠はみられるが、その他の症状は見られない。普通の勢いが見られる。病休という形にして、傷病手当金をもらうための診断書希望であることは明らかである。

こうした場合の常套句として、「別に仕事ができない状態というわけではないので、休職のための診断書は書けません。病状証明なら書けます」と話すと、しばらく迷ってから、それでよいから書いてほしいというので、次のような内容の診断書を書いた。

「病名：不眠症。本日当院を初診した。不眠を認める。そのほかの精神的異常はとくに認めない」

睡眠薬を一週間分処方した。一回の受診で終わった。

――診断：不眠症

労務問題の解決手段として診断書を希望する人たち

【症例9　五十四歳女性】
公務員。「職場でパワハラがあって。上司なんですけど、思いつきでいろんな指示を出す。何か言われるとビクビクして、ドキドキする。考えるだけで涙が出てきたり」と、上司への不満を滔滔《とうとう》と語る。「この間はっきり本人に抗議した。職場改善をしたい」。

適度のエネルギーは見られ、抑うつ的ではない。上記のような職場状況での不安と、軽い不眠の訴えは見られた。

――こちらに来られたのは、どういうわけですか？

「上司に相談したら、『とりあえず病院にかかれ。病院にかかって休め』と言われたから」

――別に病気ではないので、休職のための診断書は書けません。本質は労務問題なので、「病気としてとりあえず休む」というのは本筋ではないでしょう。

なお、不安・不眠に対しては、症状が続くようならば、地元での治療を勧めた。一回の受診だけで終わった。

パワハラの事実については不明。話を聞いたところでは、あったとしてもせいぜい無神経といった程度のものの印象である。しかし、病気休職については、奇妙に本人とその上司の意見（利害）が一致していることが印象的だった。なお、当院受診に先立って、すでに産業医（内科）から休職診断書をもらっているとのこと。コピーを持参したので見せてもらうと、「傷病名：抑うつ反応状態。不眠・感情失禁・倦怠感・動悸あり。職場ストレスによる精神反応と思われる。約一カ月の休養を要する」とあった。病名・症状の判断には特に異存ないが、「約一カ月の休養を要する」との判断にはいささか驚いた。この診断書があるのに、なぜ私のクリニックからも休職診断書を希望したのか。疑問ではあるが、産業医の判断とは別の判断が必要だったのかもしれない。

——診断：心因反応

【症例10　二十六歳男性】

ホームページ制作の仕事をしている。「仕事で詰まると気分が悪くなる」という主訴で来院した。

入社して半年。三、四名で一緒にやっている。仕事量が多く、深夜三時までかかるという。

——毎日ですか？

「はい」

——元々順調にできていたのに最近からできなくなった？

「いいえ」

——最初からずっと、そのようにしなければできなかった？

「はい」

聞くと、他の職員も皆同じ状況だという。

――「仕事で詰まる」とは？

「やる仕事に対してスケジュールが間に合わなくなる」。制作期間に合わせてやらなくてはいけないが、それが間に合わなくなるのだという。

――それでこちらに来たのは？

「診断書をもらえば、上の人もわかってくれるんじゃないかと思って」

診察したところ、抑うつ状態でもなく、その他特に病的な様子はない。そのことを説明し、「これは個人的な、医療的な問題ではなく、労務問題ではないですか。診断書を通じて理解を求めるというのは本筋ではなく、適当ではないと思います」と伝えた。本人もよく理解している様子。

続きの話の中で、「今の仕事続けていく意味があるのか。給料も十五万くらいで上がらないし。先生ならどうしますか」という相談があった。「具体的にその状況に身を置いているのではない以上、その質問に答えることはできませんが、それは十分に考える必要のあることだと思います」と答えておいた。一回の受診だけで終わった。

――診断：疾病性なし

【症例11　二十四歳女性】

公務員で、病院の一般事務をしている。三カ月前に配置転換になったが、毎日残業している。泊まり込んだり、朝帰りになったり。土日も仕事している。前任者から引き継いだが、業務は一人でやっている。前任者も一人で、同じように残業してやっていたという。

家族に様子がおかしいと言われ来院した。

――どんなふうに言われた？

「過労死しそう、うつになるんじゃないの、と」

――自分では変だと思うことは？

「最近のことをよく覚えていなかったり、爪が伸びていることに気が付かなかったりする」

――超過勤務はつけないの？

「つけないのが当たり前だから。それにつけたところで評価されない」

――どういうこと？

「つければ支払いはされるが、悪く評価されるので」

――だれか相談する人はいないの？

「まわりの人に相談しても『前任者はできていたのに』と言われる。やっぱり自分がダメだからいけないのかと思う」（と言って嗚咽している）

――仕事のやり方に何か工夫の余地がありそう？　それとも誰がやっても同じようになりそう？

「そう思います。業務量が多いから」

「きちんと残業時間を数えたらどうなるの」と聞くと、平日は五時間、土日は十二時間の残業をしているという。計算すると、「五（時間）×二十（日）＋十二（時間）×八（日）」で、月約二百時間になる。事実なら極めて悪質な労働基準法違反であり、管理者は即検挙されてもおかしくないレベルである。

話のまとまりはよく、理解力もよい様子。抑うつ気分、意欲の低下はあるといえばあるが、それ自体は軽度である。了解（心情的に追体験）できないところはなく、うつ病ではない。診断するとなれば抑うつ反応だが、医学的にはあえて病名をつけるほどでもない。しかしそれより何よりも、これは労働問題である。それ自体は実に由々しき問題であり、次のように説明した。

「○○病といった状態ではありません。また現在は特に病的ではありません。しかし、問題の本質は医学的な問題ではありません。明らかに違法な残業です。このままの状態を続ければ、健康な人でも燃え尽きてしまいます。大人しく我慢して仕事を続けるのは望ましくありません。

しかし問題提起するかどうかは、ご自身の判断です。この問題を相談するとすれば、労基署、弁護士、社労士が適当だと思います」

私の説明を、一通りよく理解した様子で、受診は一回で終わった。

この話を聞いて、私は正直なところ腹が立った。

ここまで違法な残業を押しつけるというのはどういうことなのか。声をあげれば十分に聞かれるケースだと思うが、どう対処するかは、本人が決めることであろう。

いずれにせよ、医療問題として対処するのは適切でないと判断し、私にできる助言を与えて終了した。もちろん、本人が希望するなら、継続治療も行ったと思うし、薬も処方したかもしれない。しかしこのようなケースは、本質がどのような問題かをわきまえて対処し、（われわれは医療的に対処することしかできないとはいえ）医療問題に矮小化してしまわないことが必要だと思う。

このケースは、診断書希望のケースではなかったが、印象的なケースであったのであわせて紹介した。

――診断：疾病性なし

第三章　うつ病をめぐる企業の困惑

労働問題のスペシャリスト

このようなうつ病休職の増加は、前述したように社会問題化していて、雇用側の企業に多大な影響を与えています。先にも述べたとおり、二〇一四年六月二十日には「過労死等防止対策推進法」が成立。国に過労死防止のための大綱を策定することが義務付けられました。さらに、同年同月には労働安全衛生法が改正され、従業員五十人以上の企業は従業員に対するストレスチェックを施行することが義務付けられました。

こうした急増する「うつ病休職」や労働環境をめぐる変化を、企業はどのように受け止めているのでしょうか。

精神科医の筆者がその現状を知るのは手に余るため、ここで「助っ人」に登場いただきます。弁護士の神内伸浩氏です。

神内氏は、大学を卒業後、一般企業に就職。約八年にわたって二社（一部上場の国内企業と外資系企業）の人事部に勤務。退職後、弁護士を目指し、平成十七年に司法試験に合格。弁護士として登録した後も、民間企業の人事部時代の経験を活かして、労働問題専門の弁護士として活躍しています。

「弁護士の中でも労働問題専門、それも主に使用者側の相談を専門とする人は多くありません。ましてや私みたいに企業の人事部での実務経験がある人間は少ない」と語るように、いわば労働問題のスペシャリストです。

さらにサラリーマン時代に社会保険労務士の資格も取得しており、「社会保険をはじめ、給与や福利厚生、人事考課、希望退職者募集、退職者面談など、企業の人事部におけるありとあらゆることを経験しました。人事や労務に関することなら全てが守備範囲です」と語ります。

さらに、もうひとり今回の取材に加わってもらったのが、現役の人事部勤務である、某大手ソフト制作会社の総務課長・田中氏（仮名）です。田中氏は四十歳代半ば、まさに「うつ病休職」の問題や労務全般の担当として、企業側の意見を代弁する存在として同席願いました。

以下のインタビューでは、主に精神科医の私が日ごろ臨床の現場で抱いた疑問を神内氏にぶつける形で話を伺っています。

なぜ診断書が必要なのか

——私は精神科医として日々臨床の現場にいて、多くの患者と向き合っているのですが、ここ数年、人間関係や過剰労働といった職場でのストレスを訴えて受診する人が本当に多い。さらに、そのような人たちが口を揃えて言うのが、「休職したいので診断書を書いてほしい」というものなんです。

神内「精神疾患による休職は年々増えていますからね。企業側もどう対応すればいいのか頭を抱えています」

——ただ精神科医として、病気ではないものに対して「病気です」とは言えません。ましてや診断書を休職のために書く、というのはあり得ないわけです。

神内「たまたま私が交通事故の案件を受け持った時があって、そのクライアントがむち打ちになってしまった。それで担当の医者に話を聞きに行ったことがあります。その医者曰く、『むち打ちというのは、他人から見ても本当に症状があるかどうかわからない。だからある程度は自己申告になってしまうんだけど、長年の医師としての経験から、その人が嘘の申告をしているかどうかはわかる。もちろん嘘だとわかった場合、診断書は書かない』と。そう言っていたのが印象的で、精神医療の現場でも似たようなことがあるのかなと思いました」

――そこの判断はかなり難しいというのが正直なところです。

神内「我々弁護士は、どうしても診断書が絶対、というか、医師の判断を覆すようなことはできませんから、一度診断書が提出されたらそれを錦の御旗にして係争を進めるしかないわけです」

――法曹の現場では、医師の診断書にそれだけ〝権威〟があるということですか？

神内「それはもうものすごい権威がありますよ。魔法の通行手形というか黄門様の印籠みたいなものです。中には『えー本当なの？』と思う診断書もありますが」

――その「魔法の通行手形」を安易に乱発していたら、医師の権威は下がるだけではないかと私のような医療者は危惧しているのですが。

神内「仮にそれを疑って、『三カ月の休職を要する』と診断書にあるところを、『元気じゃないか。もう大丈夫だろ』と勝手に一カ月に短縮したりして、それが問題化したとして裁判になったら確実に負けます。診断書に三カ月とあったら、三カ月休ませるしかない。どうしてもおかしいと思ったら、別の病院に行かせて、新しい診断書をもらってこさせるしか覆す方法はありません。診断書には診断書でしか勝てないんです」

――なるほど。ずっと不思議に思っていたことがあって、それは自ら「診断書」を求めて来るのではなく、「上司に言われたから来た」という人が多いことです。上司に「休みたい」と訴えたら、「心療内科に行ってこい」と。そんな理由で受診する人が非常に多いのです。なぜそのようなケースで、企業ないし上司は、心療内科を受診することを勧めるのでしょうか。

神内「それは私のような弁護士がそうアドバイスしているからかもしれません。もし企業の労務担当の人間が私のところに『こういう社員がいて困っている。欠勤が続いていて……』などと相談に来たとしたら、『まずは心療内科に行かせて診断書をもらうべき』と私もアドバイスをすると思います」

――その通りの状態になっているわけですね。

神内「なぜそんなアドバイスをするかというと、企業側がその社員に『辞めてほしい』と思っても、おいそれとは解雇できないように法律で決められているからです。労働者の権利を守るため、労働法に『解雇権濫用法理』というものがあります。これは、企業側が労働者を解雇するためには合理的理由が必要で、さらに解雇までのプロセスが適切かどうか問われる、というもの。それが認められなければ、権利濫用として解雇が無効になります。企業は、解雇するにあたって、客観性、合理性、社会的相当性があるかが求められます。要は『ここまでの理由があったら解雇はやむなし』という正当性が必要で、『あいつは何か気に食わない』とか『使えない』で解雇はできません」

――もし企業側がその社員を辞めさせたいのであったら、わざわざ医者に行くようアドバイスする必要はないのではないか、と思うのですが。

神内「たとえば解雇の理由に『欠勤が続いている』ことがあったとしたら、その理由が問われますよね。それが病気だとしたら、その病気が本当かどうかエビデンス（証拠）が必要になるので、そのためにはやはり診断書が必要です。

さらに、病気でしんどそうな人を働かせ続けたとしたら、企業は安全配慮義務に抵触することになります。だけど『お前調子悪そうだから休め』というだけでは、労働者の『働いて対価を得る』という労働権を侵害しかねない。そうならないためにも、ちゃんと病院に行かせて『休職を要する』という診断書が必要で、それがあれば『医者が休めと言ってるんだから、休みなさい』と堂々と言えるじゃないですか。逆に、『働かせてよい』という診断書が出てくれれば、安心して就労させられる。

どちらにせよ会社が責任を負わないように証拠作りをしておきたいということがある

のでしょう。いずれにしても診断書は必要になってきます」

――臨床の現場では、その「休ませたい」というのは比較的珍しく、むしろ「休みたい」という理由で診療に来るケースが大半です。ただやはり不思議なのは、その社員を辞めさせたいのならば、わざわざ医者に行くようアドバイスしないで、無断欠勤なり欠勤を続けさせればよいのでは、と思うのですが。企業側が受診を促すメリットがよくわからないのです。

神内「企業の自己防衛という意味でも、やはり診断書は必要なんです。

というのは、どの会社の就業規則にも休職についての規定があるからです。休職というのは、解雇を猶予するためにあるものです。病気などの都合で働けない場合、一定期間解雇を猶予し、傷病手当金などによりその間の給与も部分的に補償するのが休職です。

そういった制度を設けているのにもかかわらず、いきなり『欠勤が続いているから』という理由で解雇はできません。仮にそうしたら、『なぜ休職という制度があるのに、使わなかったのか?』と必ず企業は問われます。結果、解雇権の濫用と見なされて、無効になります」

――なるほど。休職という措置を経ないで、いきなり解雇はできないということですね。

神内「企業には安全配慮義務上の問題もあるし、もし解雇すれば解雇権濫用になる。だけど診断書をとって十分な期間病気休職させていれば、『ここまでやったけど無理なんだから仕方ないよね』ということで説明がつくわけです」

なぜ一年半で復職するのか

――そのようにして休職した人が、その期間を終えて職場に復帰しても、またすぐ休職してしまうケースもあると思いますが。

神内「よくあります。社会保険で給料の三分の二が傷病手当金として一年半まではもらえるので、そこまで休職して復帰するという人がとても多いですね」

――本当に困っている人には有効な制度だと思いますが、中にはそれを〝利用〟しようと考えている人もいるかもしれない。

神内「個人としては制度に問題もあると思っています。というのは、働かなくても対価を得ることができてしまう制度と仕組みがあるからこそ、かえって怠けてしまうような現状がある。なんで病気がきっちり一年半で治るのか、不思議じゃないですか。しかもそれに合わせたように『復職可能』という診断書も出てくるわけです」

――復職してもまたすぐ休職する人もどうしてもいますよね。労務の現場にいる田中さんはこのあたりをどうお感じになっていますか？

田中「うちの会社では、勤続年数プラス二カ月休職できるように就業規則で定められています。もちろんそのうちの一年半は傷病手当金が支払われます。同業他社では、休職中にもかかわらずさらにその間は普通に給料が出るところもあるようです。さらに、復帰して半年働いて、再び休職する場合は、リセットされて、また最初の休職から始めることができる。つまり、また勤続年数プラス二カ月休職できるのです。とても社員に優しい就業規則と言われていますが。残念ながら、中には長期休職が癖になっている社員がいて、もちろんこうした規則をよく知っているわけです。復職して半年くらいすると、また調子が悪くなったと言って診断書を持参し、休職する人が結構いるんです」

――これは精神科医として擁護しますが、中には、本当に病気で困っていて、こうした制度のおかげで助かっている人もいると思います。特に遷延性（慢性）のうつ病の人は、心ならずも半年くらいで調子が悪くなってしまう人がいることも事実です。

そこでお二人にお伺いしたいのですが、うつ病など精神疾患で休職している社員がいる場合、企業にはどのような負担が具体的に生じるのでしょうか。

神内「せいぜい社会保険の企業負担分くらいです。金銭的にはそれ以外にはありません」

――では、そうした社員がそれなりにいても、さして困るわけではないのですか？

神内「それはそうなのですが、感情的な問題は当然生じるようです。いろいろな企業の経営者や管理職の方が言うのは、『落ち着かない』ということ。さすがに大企業ではありませんが、特に中小企業のオーナー社長は、『これ以上雇用関係を続けるのは我慢できない。今すぐ解雇できないのか』と聞いてきます」

田中「よくわかります。金銭的には企業が困るわけではないけど、すぐにでも辞めてほしいと。それが『落ち着かない』」

――なるほど。「落ち着かない」ですか。

田中「例えば復職した場合、どういう仕事を任せるかという問題があるわけです。休職前と同じ質と量の仕事を任せていいのか、それとも『軽減勤務』『リハビリ勤務』にするか。おそらく本来の実力通りの仕事はいきなりできないでしょう。復職先の部署の管理職や同僚にいくらか負担がかかると思います。口の悪い管理職からは、『また病人押しつけるのかよ』『いい加減にしてくれよ』なんてクレームが届くこともあります」

――患者さんからよく聞く言葉に、復職したいと言ったら、「完全に働けるようになってから出てきてほしいと言われた」というものがあります。医師としては、不完全でも何とか復職させたいと思うんですが、そういった職場の事情があるんですね。

田中「一旦復職しても、またいつ調子が悪くなるかはわかりません。精神疾患の場合には、特にその心配が大きいですよね。日によって調子が変わることもありますし。遅刻が常態化したり、欠勤が続いたりして、どうしても職場の人間は振り回されてしまう。『もっと健常者を大事にしてください』と言われてしまう所属長もいるようです」

――なるほど。われわれ医療側は「職場の理解を」とよく言いますが、きれい事では済まないようですね。

労働者の義務とは何か

――話を伺っていると、安全配慮義務をはじめ、労働契約上、会社が遵守すべき義務はよく問題にされますが、その逆、労働者の職務遂行義務が問題にされたケースというのはあるのですか? 労働契約の双務性に照らせば、当然ありうる話だと思うのですが。

神内「その点、訴訟では過失相殺などでバランスをとっています。精神疾患や体調など、本人側の事情が考慮されて、賠償金が減額されるなんてことはあります」

——労働問題の裁判資料を読み込むと、労働者の職務遂行義務というものを軽く判断しているように思えるのです。

神内「それは確かにそうかもしれません。でも、その職務遂行義務というのは、雇用契約の本質ではないのです」

——先生のご著書（『課長は労働法をこう使え！』ダイヤモンド社、二〇一六）に、「給料泥棒という考え方が間違っています」という気になるフレーズがあります。そして「労働者の責務は『労働力を提供可能な状態におくこと』」とお書きになっていますね。

神内「はい。それが雇用契約の本質なんです」

——ということは、労働者は「労働力を提供可能な状態におく」だけで、雇用契約上の義務、つまり職務遂行義務を果たしたことになるんでしょうか？

神内「はい。雇用契約における労働者の義務というのは、極端なことを言えば、会社に来て座っていることなんです。それをどう使うかを考えるのは、会社の仕事。

　要するに、労働者の仕事は、バッターボックスに立つことなんです。ホームランを打つことではないんです。もっと極端に言えば、全部三振でもいい。もちろん結果によって給与に変動は生じるでしょうが、全部三振でも義務は果たしたことになるわけです」

——「打席に立つだけでいい」というのは衝撃です。

田中「うちの会社にもいますね、打席には立っているけど、ずっと見逃し三振の社員が」

神内「だから私のところに来る企業の人もよく言うんですよ。『あいつ全然仕事してない！』って。そうじゃないんですよ。仕事ができなくても、雇ったのはその会社なんだから、それを上手に使う責任も、給与を払う責任も、安全を配慮する責任もあるんです」

——極端に言えば、一日机に向かって座っているだけで何もしていなくても、その人は労働力を提供可能な状態におく、という義務を果たしているということですか？

神内「法的にはそうです。ただそれが社会通念上認められるかどうかというのは別問題です」

——労働法というのは、面倒見がいいんですね。医学の世界では、よくパターナリスティック（註　父権主義。強い立場にある者が、弱い立場にある者の利益になるよう介入・干渉すること）という言葉を使うのですが、まさにそんな感じ。

神内「労働法に限らず、法律というのはそういうところがあります。なかなか仕事の〝内容〟までは法律は踏み込めないところがあるんです。仕事によっては、〝打席に立つ〟こと自体が仕事になる職種もありますから。なかなかその本質を変えることはできないと思います」

――ということは、労働法は「労働者の善意」を前提にしているのですね？

神内「確かに『性善説』に立っているかもしれません。だからこそ、それを悪用するようなことは許されません」

――朝来て、一日瞑想して、夕方「お先に」と言って帰っても、道義的にはともかく、法的には問題ないわけですね。

神内「そういう人も法律によって厚く守られているんです。だから会社が法の範囲内で『給料泥棒』を辞めさせようとしたら、土下座してお願いしなければいけない、というわけです」

第四章　診断の問題

区別すべき二つの病態――うつ病と抑うつ反応

本章では、再び精神医療にフィールドを戻し、特にうつ病の診断について考えていきたいと思います。

第一章でも触れましたが、うつ病は二〇一〇年代には一九八〇年代の約五倍に増えました。

繰り返しになりますが、その第一の理由は、DSMという診断基準（一九八〇年に現在のDSM-5の雛形であるDSM-Ⅲが発表された）の導入です。その結果、一九九〇年代には、一九八〇年代の二倍に増加しました。

さらにもう一つ、うつ病の激増をもたらした要因は、SSRIと呼ばれる新型の抗うつ薬の発売です。SSRIは従来の抗うつ薬に比べて副作用が少なく、使いやすい薬です。それゆえ、うつ病の診断を厳密にしなくても抑うつ状態一般に使うことができます。これが発売された一九九九年を境に、うつ病はさらに急激に増加したのです。

この二番目の要因は、診断基準が変わったわけでもないので不思議な効果ですが、それに対する私なりの解釈はすぐ後に述べます。

増加に対する寄与の度合いだけを見ると、診断基準よりも新薬開発の方が大きいように見えますが、精神科医の立場から見ると、診断基準の変化の方がより根本的な影響を与えたと考えています。

それまで（というのは一九八〇年代までということですが）精神科医は、精神病理学という学問をもとに診断を行っていました。これを「伝統的診断」といいます。伝統的診断において、うつ病は、身体的根拠が強く推定される（これを「内因性」と言います）「疾患」で、心理的・環境的要因から了解可能な反応である「体験反応」とはっきり区別されるものでした。もちろんどちらに起因するものなのか、鑑別が難しい症例もあります。しかしぎりぎりまで鑑別の努力がなされるのが通例でした。実際、経験ある精神科医から見ると、「疾患」であるうつ病と、うつ状態を示す「体験反応」（「抑うつ体験反応」）とは、質的に全然違うものなのです。

ところがDSMという診断基準は、当てはまる診断項目を数えることによって行う量的なものです（これを「操作的診断基準」と言います）。むしろ、「経験ある精神科医が感じる質的な差異」などという曖昧なものを排除することを長所にしています。

図4　抑うつ症候群の主要部分

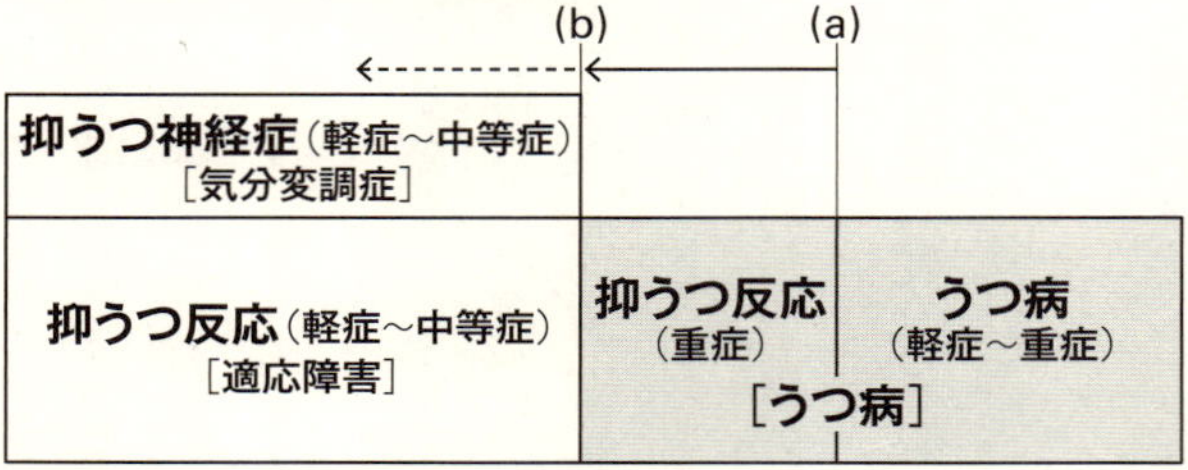

（注1）抑うつ神経症は軽症〜中等症しか存在しない
（注2）［　］内はDSM-(Ⅲ〜5)、ICD-10の病名

これによって、うつ病の定義ががらりと変わりました。その結果、「疾患」であるうつ病以外のものが、たくさんうつ病に含まれることになったのです。長年精神医療に携わってきた私から見ると抑うつ体験反応にすぎないものが、現代の基準ではほとんどが「うつ病」ということにされてしまっています。「うつ病が軽症化した」という言い方もよくなされますが、これも同じ理由によります。見せかけの軽症化であり、うつ病そのものは決して軽症化していません。

伝統的診断とDSMに基づく現代の診断とを対比したものが、図4［抑うつ症候群の主要部分］です。もっともこれは、わかりやすさのために思い切り簡略化したものです。なぜなら、抑うつ状態を呈する病的なもの（抑うつ症候群）の中には、ほかにも人格障害や統合失調症に伴うものなど、いろいろなものが混じっているからです。しかしそのことを承知の上であえて単純化して理解するなら、抑うつ症候群のうち、うつ病以外の大部分は、伝統的診断でいう抑うつ体験反応に該当すると見ていいでしょう。

拙著『「新型うつ病」のデタラメ』にあげた表「抑うつ状態の全貌」（本書表1、九十五頁）に照らせば、図4はそのうちうつ病と抑うつ体験反応の部分を切り取ったものということになります。

なお、第二章の冒頭で述べたように、抑うつ体験反応のうち環境的要因を主とするものを抑うつ反応、性格的要因を主とするものを抑うつ神経症と言います。実際には抑うつ反応が大半で、抑うつ神経症はごく一部です。なお、抑うつ反応のことを反応性うつ病と呼ぶ人がいますが、この名称は避けるべきです。以下では、主としてうつ病と抑うつ反応との区別を話題にしていきます。

先に、DSMの影響で最初の十五年間でうつ病は二倍になり、SSRIの影響で次の十五年間でさらに二・五倍になったという話をしましたが、一旦診断基準が非論理的なものになってしまえば、「うつ病」がどこまで広がろうと、驚くべきことではありません。なぜなら本当の区分線は、うつ病と抑うつ反応の間にあったのですが（図4ⓐ）、いまや区分線は抑うつ反応の途中にあるからです（図4(b)）。こうなると、その線が多少右にあろうが、左に移動しようが、大した問題ではありません。こうした「匙加減の身軽さ」は、ＳＳＲＩの発売によって促進され、それがうつ病のさらなる激増（区分線の左シフト。図4点線矢印）をもたらしたのでしょう。

この辺の事情は、第一章の「診断書問題」で導入した用語を使えば、「診断問題」における「回避」ともいえるでしょう。うつ病の診断を曖昧にしている精神医学界も、またその結果として製薬業界も、市場の拡大などの形で利益を得ているからです。曖昧であればあるほど、病気の裾野が正常に近いところまで広がるからです。

精神科医が伝統的診断に従って診断していた頃は、うつ病と抑うつ反応を鑑別するのが重要な仕事でした。対応法も用いる薬も異なるからです。うつ病にも抑うつ反応にも効果があり、しかも副作用が少ないＳＳＲＩの登場により、今では鑑別の実践的必要性は減少しています。しかし、薬の使い方に大きな違いがなくなったとしても、休職の必要性などといった社会的応接を含めた対応法が異なることに変わりはありません。

なお、前著で扱った「新型うつ病」とは、抑うつ体験反応のうち逃避型のもののことです。抑うつ反応には、逃避型のほか葛藤型があります。葛藤型は「新型」出現以前か

表1　抑うつ状態の全貌

<table>
<tr><th colspan="2"></th><th colspan="2">病名</th><th>説明</th></tr>
<tr><td rowspan="6">病的なもの</td><td rowspan="6">抑うつ症候群</td><td colspan="2">躁うつ病</td><td>躁状態とうつ状態がともに見られるもの。最近ではうつ病と区別して捉える考え方が主流である。</td></tr>
<tr><td colspan="2">うつ病</td><td>従来型うつ病とイコール。「メランコリー親和型うつ病」とも呼ばれる。</td></tr>
<tr><td rowspan="2">抑うつ体験反応</td><td>従来型</td><td>従来から「抑うつ神経症」「反応性うつ病」と呼ばれていたもの。</td></tr>
<tr><td>「新型うつ病」</td><td>「逃避型抑うつ」「現代型うつ病」「ディスチミア親和型うつ病」など、最近増加した逃避を特徴とする病態の総称。</td></tr>
<tr><td colspan="2">症候性抑うつ状態</td><td>何らかの身体疾患を基礎にして起こってくるもの。</td></tr>
<tr><td colspan="2">非定型精神病または統合失調症における抑うつ状態</td><td>うつ病および躁うつ病の一部は、歴史的に統合失調症との鑑別もしくは関係が問題になってきた。</td></tr>
<tr><td colspan="2">病的と言えないもの</td><td colspan="2">「単なる落ち込み」</td><td>誰にでもある気分の一時的変化。受診した場合、一通り傾聴し、場合によってはカウンセリングを行うが、原則として治療の対象ではない。</td></tr>
</table>

らあるスタンダードなものですが、これもうつ病とは区別すべきものであるというのが本書の主張です。

うつ病はストレスによって起こるものではない

うつ病が関係する最近の報道を見ていると、うつ病はストレスによって起こるものだという理解が一般的になっていると言えます。一九九一年の電通事件が、その契機となったようです。上司のパワハラや長時間の時間外労働などといったストレス要因が見つかると、うつ病であったことの確からしさが補強されるようです。また、「こんなにひどいストレスが続いたら誰でもうつ病になる」といった言い方もよく耳にします。

しかし、「ストレスによって起こる」と因果関係をはっきり説明できるものは、うつ病ではありません。それは抑うつ反応です。

うつ病は、一見ストレスによって起こっているように見え、または本人がそのように感じていても、専門医が診ればストレスでは説明できない点が必ずあります。ストレスは、発症のきっかけや悪化要因として関係しているにすぎません。逆に言えば、ストレスで説明がつかない点があることが、うつ病であるための条件（必要条件）なのです。

抑うつ反応は了解可能で、うつ病は了解不能であること——この点が最も重要な鑑別点です。

抑うつ反応は、誰もが時と場合によって陥る、正常な反応です。つまり先ほどの「こんなにひどいストレスが続いたら誰でもなる」のは、うつ病ではなく、抑うつ反応なのです。

うつ病と抑うつ反応の実例

以上のことをより理解していただくために、うつ病と抑うつ反応の症例を具体的に示してみましょう。

【症例1　六十七歳男性　診断：うつ病】

チェーン店の店舗責任者。単身赴任している。もともと責任感が強く、背負い込んでしまうところがあるという。一カ月くらい前から眠れない、食欲がない、「仕事を満足にこなしていない」「会計でミスを起こさないか心配」との主訴で受診した。

そのきっかけは「今後扱う商品の種類が増えるという情報が入ってきて、やっていけるか不安になった」ことだという。「空気がたまっているような感じで、脳があまり働かない」という。おどおどした感じ。「やる気はありますか」と聞くと、「あまり出てこない」という返事。もともとは釣りが好きだったが、今はやる気持ちにならないという。同伴の妻によれば「笑顔がなくなった」。

うつ病と診断し、「仕事は休むのが望ましいが、してはいけないというほどではない」と伝えた。

【小括】

抑制（意欲にブレーキがかかる症状）を中心に主要症状がそろっている。きっかけはあるが、それだけでは了解できない。「空気がたまっている感じで脳が働かない」というのはうつ病に特徴的な「生気的抑うつ」の表現の一種である。

【症例2　四十三歳女性　診断：うつ病】

事務職員。もともと決断力がなく、人から何か言われると落ち込みやすいタイプだという。

「仕事中不安がとれない」

――どういう時ですか？

「決断を求められたりした時。仕事が時間内にこなせない」

――能率は？

「下がってます。人から疲れてるねと言われる」

――テレビは見ますか？

「最近は……」

――あまり興味が持てない？

「そうですね」

「朝がひどい。仕事に行きたくないというのがある。行ってしまったらできるが」

「自分がやってしまった失敗とかが頭の中に浮かんでくる」

――周りの人たちに迷惑をかけてると思う？

「とっても」

「食欲も落ちた。体重は一カ月で五キロ落ちた」

――睡眠は？

「ずっと何かを考えてる感じでよく眠れない」

――死にたいと思うことは？

「そこまではない」

元気がない印象。格別思い当たるきっかけはないという。うつ病であると伝え、休養を勧めたが、「今は休めない」という。「六割くらいできれば上々という気持ちでやるように。それも難しいと感じたら上司に相談してください。そのときは休職した方がいいと思います」と伝えておいた。

抗うつ薬を開始。その後順調に回復。二カ月後には寛解状態に達し、その後も安定した状態が続いている。本人の希望もあり、二年余り維持療法を続けている。

【小括】

主要症状が一通りそろっており、格別の心因もない。軽症であるがうつ病。

【症例3　三十三歳女性　診断：うつ病】

証券会社勤務。もともとは明るい性格。一年三カ月前から頭痛・息苦しさを主訴に東京の精神科診療所に通い、自律神経失調症との診断で会社を休んでいた。「途中からうつも入っていると言われた」という。今回療養のため実家のある沖縄に帰ってきた。最後に東京の診療所に通ったのは、五カ月前ということで、規則的な通院・服薬はしていなかったようである。休職診断書を何回か更新して、一年余りになっているという。「更新が近づくとあせりが出てくる。今回もダメだったのかと思い情けなくなる」。今回は、産業医に促されて受診したという。

胸を押さえて「息苦しさがずっと抜けない」と訴える。

——空気が入ってこないような感じ？

「そうです。それがすごく苦しい」

それが「四六時中ある」という。東京でＣＴ検査などを受けたが異常はなかったという。「一日何もせず過ごしていることが多い。前はすぐ動けたのにもどかしくて仕方がない」「産業医に『良くなろうという気持ちが大切』と言われたが、その気持ちよりも申し訳ないという気持ちが強い」「父親に『まさかお前が』と言われ、父親に申し訳ないと思う」と訴える。「生きていても仕方ないと思うことが時々ある」という。一度マンションのベランダから飛び降りようとしたが、夫に止められた。時に不眠がある。その他はっきりした症状はない。頭痛の訴えは特にない。親戚が亡くなったこと以外には、格別思い当たるきっかけはないという。

うつ病であると伝え、抗うつ薬を処方し治療を開始した。初診から三週間後、自然な笑顔が見られ、少し改善した様子が見られるが、なお十分ではないため休職一カ月延長の診断書を書いた。その後も順調に回復。初診から三カ月後、にこやかな表情。自然な落ち着きが感じられた。本人も復職を希望するので、「リハビリ出勤がちょうどいいのではないですか」と話し、その旨の診断書を書いた。しかし、産業医から「もう少し休むように」と指示されたとのことで、復職は叶わなかった。

その後も良好な状態が続いていたのだが、面談のたびに産業医に「もう少し」と言われ続け、初診から一年後、本人は復職を希望しながら、失意のうちに退職した。

【小括】

抑制、そして症例1と同様生気的抑うつを主体とするもの。DSM-5など現在の診断基準に照らし合わせると、該当項目が足りず、かえってうつ病と診断できないかもしれない。しかし私は症状・接触の質的印象も考慮してうつ病と診断した。その後はうつ病に対する定型的治療により順調に回復した。しかし復職は叶わず。会社の「回避」によって阻まれた印象。主治医として残念であると同時に、もっと積極的に産業医と連絡を取るべきだったとの反省が残った。

以降の症例は「抑うつ反応」と診断したものです。

【症例4　四十八歳男性　診断：抑うつ反応】

配送会社勤務。「毎日気分がゆううつ。朝仕事に行きたくない」という。

——思い当たる理由は？

「自分は役に立ってるんかなあと思う。日に日にそう思うようになった」

三年前から配置換えで現場から事務の仕事になった。

「現場の時の方が張り合いがあった」

——上司はいる？

「はい、若い上司。その人のペースにもついて行けない」。相談してみたらと勧めると、「あの人には相談したくない」と言う。何度も「明日もこんな気分だったらどうすればいいんだろう」と述べる。「玄関先で震えるのは？」と聞くので、「不安とか行きたくないという気持ちの表れでしょう」と答えた。

軽症の抑うつ状態によく用いる薬であるスルピリドを処方。一週間後来院。明るい表情。「この一週間は休んでいたが、夕方には上司に様子を報告していた」という。上司に「無理せんでいいから。来れるようになったら来ればいい」と言われ、ほっとした様子。「来週あたりから行けそうかなと思う」と言う。

「また調子悪くなったら話に来るくらいでいいですか」

——そうですね。

「何ていう病気ですか」

——病名がつくようなものじゃないです。

三カ月後、また配置換えがあり、班長として新しい役割を任されたのをきっかけに「仕事にやり甲斐が出てきた」。新しい職場の職員ともうまく関係を持てているという。「今度の上司は柔らかい人。『よろしくお願いします』としか言われないので『何か指示出してくれよ』と言いたい気持ちになる」と話すが、まんざらでもなさそうである。

【小括】

抑うつ気分、抑制を主訴に受診したが、職場の状況や対人関係をもとに了解可能。その変化に応じて気分や意欲もわかりやすく変化している。もともと「甘え」的な性格傾向のある人で、その点がうまく満たされると適応できるし、逆だと不適応をきたしやすい人であろう。典型的な葛藤型抑うつ反応である。

【症例5　二十八歳女性　診断：心身症・抑うつ反応】

染色職人。三カ月前から下痢が続いていて、仕事のことを考えるとゆううつ、眠れなくなるという。聞いてみると、上司に毎日同じことで怒られているという。「言われたことができないと、繰り返し注意される」「今の仕事に入ってから、こんなに自分はできないんだと思うようになった」という。「上司の言い方も態度もきつい。まわりからはモラハラだと言われるんですけど、最近は自分が悪いからと思う。ドジだし、自己嫌悪しかないです」。もともと好きで始めた仕事だが、今は嫌になっているという。「自殺願望はないんですけど、通勤途中に事故ってそのまま死ねたらいいなと思うようになった」という。

臨床心理士によるカウンセリングを中心に治療を進めることにし、上司との関係を中心に事情や気持ちを傾聴した。二回目受診時、休職希望があったが、仕事は続けるなかで、並行してカウンセリングも続けて問題解決を図っていこうと提案し、休職診断書記載は断った。本人の意向に沿わなかったのか、これにて治療中断となった。

【小括】

上司との関係がストレスとなって起こった抑うつ状態。了解可能で、やはり葛藤型抑うつ反応である。下痢については心身症と思われる。治療については残念な経過となり、反省点が残った。今しばらくは自己価値感の回復を目標とし、保護的に接するべきだったかもしれない。

【症例6　二十四歳女性　診断：抑うつ反応】

事務の仕事をしている。「ずっとゆううつが続いている。何もかもが嫌。仕事も先週から休んでいて、今日も行こうかと思ったが行けなかった」と訴えて来院。「ずっと体がだるい」とも言う。

――何かきっかけは？

「自分ではわかんない」

――睡眠は？

「寝れる時と寝れない時の差が激しい」

――食欲は？

「あったりなかったり」

――体重は？

「いつも二、三キロ上行ったり下行ったり」

「感情がコントロールできない」「ちょっとカーッとなると自分で抑えきれない」とも言う。

思い当たるきっかけを聞いてみると、「彼氏なんですけど、信じてたのが裏切られた。仕事で疲れていたのに彼氏のことがあったので、それでドッと落ち込んだ」という。

――ほかに相談できる友達はいる？

「一人います」

表情は比較的明るい。抑うつ反応と診断し、「少しの間休養をとって、その間に友人と話をしたりして気分転換したらどうですか」と助言。「また具合の悪いことがあれば相談に来てください」と伝え、一回で終了となった。


【小括】

彼氏とのあつれきから了解可能な気分の落ち込み。内因性の特徴（体重減少・日内変動［一日のうちでの気分・意欲等の変動。内因性〈＝うつ病〉では、大抵朝方調子が悪く、夕方になるにつれやや回復する」など）も特にない。抑うつ反応として特に矛盾はない。
適度の明るさ・勢いも保たれているので、継続治療の必要はないと判断した。

なぜ抑うつ反応はうつ病に〝昇格〟したのか

これまでも述べてきたように、抑うつ反応がうつ病とされるようになったのは、直接には診断基準の変更によるものです。SSRIの登場がそれを促進したことも述べた通りです。しかしそれ以外にも、人間の正常な反応である「抑うつ反応」を病気とするような考え方を人々がするようになったことが、理由としてあるのではないでしょうか。

それは、気分についての捉え方の変化です。

いつからかわかりませんが、現代人は「気分」というものを「どこか外からやってくる（襲ってくる）もの」として受け止めるようになったのではないでしょうか。それに伴って、気分に対する責任の意識も薄れてきたように思われます。

私は、気分というのは〝雲〟のようなものだと考えています。ある日起きてみると、気分がどんよりしている。しかしその理由はわからない。しばらく時間が経つと、これまた理由がわからないが、〝雲〟が晴れたようにいつの間にかすっきりしている。あるいは逆に、土砂降りのようにますますふさいだ状態になっている。

それ自体をコントロールすることはできません。しかし〝雲〟への対処の仕方を変えることはできます。どんよりした状態に必要以上にこだわれば、いつまでもそれが続いてしまったり、さらに悪化したり。しかし反対に、別のことに気持ちを向けるなどしてこだわらない態度をとれば、いつか自然に晴れてくる。その発生はどうにもならないが、どう処理するかによって変えることができる。だから、気分がどうであるかはある程度本人の責任なのです。

ストレスについても似たようなことが言えます。ストレスそのものは本人が作り出したものではないかもしれない。しかしストレスに対してどう対処するかは、かなりの程度本人の責任です。たとえストレスが、上司の理不尽な態度によるものであるとしても、それによって起こる落ち込みの責任がすべて上司にあるわけではありません。もちろん、理不尽であればその程度に応じて上司に責任がありますが、しかし上司に対して自分の状態を説明したり、どうしたいと希望を述べることは可能であり、本人の責任に属することです。

「イライラするから何とかしてほしい」とか「イライラして子供を叩いてしまうから何

とかしてほしい」などと訴えて受診する人がいます。こうした場合も、本人にそれをコントロールする責任があると思います。

なぜイライラするかは往々にしてわからないし、または仕事や家族関係のストレスに思い当たる原因があるかもしれない。しかし、自分でそれを統制し、なるべく他人に対して発散しないように努力すべきではないでしょうか。「イライラして子供を叩く」として、それをしているのは紛れもなく本人でしょう。そうであれば、イライラはきっかけで、行為の最終動因ではないことがわかります。

本人が自分でそうしないよう努力しなくてはなりません。このように話すと、たいてい「しようと思うけどできない」と答えます。しかしこの言い訳は、安易に受け入れることはできません。

薬を使うこともありますが、それはあくまできっかけを弱めて本人を助けるものにすぎないし、本人にもそのように理解しておいてもらわなくてはいけません。まるで自分には責任はなく、イライラに責任があるかのように思っていると感じられる場合がよくあります。薬さえもらえれば何とかなる、あるいは適切な薬をもらって当然であるかのように思っていると感じられる場合がよくありますが、そのような考え方は間違っています。

人間は風に揺れる葦ではありません。風に対して態度をとれる葦です。

医師は、本人から希望があれば病状を証明する診断書を発行しますし、適応があれば休職のための診断書を発行します。また場合によっては医師の方から提出することを勧めることもあります。しかしそれはあくまで、状況を切り抜けるための本人の努力を助けるために行うにすぎません。気分の落ち込みであればそれを好転させるためにできる努力を、職場での諸事情であればそれを解決するための努力をです。主たる原因は本人以外の事情にあるかもしれませんが、それでも本人にできることはゼロではないはずです。

薬にしてもそうです。今は副作用の不利益より効果の利益が上回るものが多いため、抑うつ反応であっても薬を処方するのが普通になっていますが、それも気分のコントロールを助けるためのものにすぎません。まったくの受身で、薬を「落ち込みやイライラを取り去ってもらうもの」と考えてもらっては困るのです。

精神科治療の基本は「自助を助ける」ことです。

意識がないなどの特殊なケースを除き、治療においては、本人の「よくなりたい」という気持ちが根本になくてはなりません。たとえば人格障害の場合や自殺念慮を訴える場合のように、時には無意識を経由した見えにくい形をとっていることもありますが、それを見つけ出すことが医師の第一の仕事です。

そこに働きかけ、必要十分な援助をすることが医師の主たる仕事です。そこに不足があってはもちろんいけませんが、過剰であってもいけません。すなわち、お節介であったり、先回りであったり、本人ができることを代理するものであってはいけません。逃避を助けるものであってはもちろんいけません。

落ち込みにせよ、イライラにせよ、不安にせよ、「お任せ」ではなく自分の気持ちを何とかやりくりしようとする本人の意思が、やはり第一に必要なのです。

第五章　精神科医は「うつ病裁判」をこう見る——電通事件と東芝事件

「労働裁判」の精神医学的検討

「うつ病裁判」とは、当事者がうつ病であるか否かが、あるいはうつ病であることが、係争における主要な論点になった裁判のことです。そのほとんどが「労働裁判」ですが、その中から、本章では二つを取り上げます。まずは、うつ病が原因となって起こった過労自殺に関する損害賠償請求裁判（電通事件）。そして、うつ病による長期休職を理由とする解雇に対する損害賠償請求裁判（東芝事件）です。

それぞれの判決内容について、精神医学的に検討します。いずれも、精神衛生行政ならびに企業における精神衛生管理のあり方にきわめて大きな影響を与えた事件です。

最初に、当事者の精神状態や疾患について事後的に検討することの是非について述べておきましょう。この点は、裁判においても問題になったものです。というのも、事後的に検討する者は直接に診察しているわけではなく、また特に自殺例においてはそれは端的に不可能だからです。これが可能であるかどうかは（刑事裁判においてもかなりの程度そうですが）、民事裁判においてはしばしば決定的な意味を持ちます。たとえば本人が死去した後に起こされた、遺言の妥当性をめぐる裁判などがそうです。事後的な鑑定が不可能ならば、こうした事例において元々診察していた主治医以外の専門家が意見を述べることは一切不可能になります。

この点について西山詮は、『民事精神鑑定の本質』（新興医学出版社、二〇一五）において、「過去の事実の歴史学的探究であることが、遺言能力等の鑑定の本質なのである」と述べて、その可能性を積極的に肯定しています。また判例も、「訴訟上の証明は、自然科学者の用いるような実験に基づく理論的証明ではなく、いわゆる歴史的証明であって、前者が『真実』そのものを目標とするのに反し、後者は『真実の高度な蓋然性』をもって満足する。通常人なら誰でも疑いを差し挟まない程度に真実らしいとの確信を得ることで証明できたとするのである」と述べています。私もこの立場をとります。

なお、事件の経緯は、最高裁の判決文をできるだけ忠実になぞりながら、一部表現をわかりやすく手直しし、また煩雑になりすぎないよう一部省略しつつ、筆者がまとめたものです。

うつ病による休職・解雇が問題になった判決には、ほかに二〇〇九年八月二十七日に大阪高裁で判決が下った、富士通四国システムズ事件があります。拙著『「新型うつ病」

のデタラメ』でとりあげましたので、関心のある読者はぜひご参照ください。
それでは、検討に入っていきましょう。

＊

(1) 電通事件

[事件の概要]

この事件は、広告会社・電通の新入社員のF(男性・二十四歳)が、慢性的な長時間労働に従事していたところ、うつ病に罹患し、自殺するに至ったことについて、遺族である両親が損害賠償を請求して会社を訴えた事件です。

[事件の経緯]

Fは、もともと健康でスポーツが得意で、明朗快活・素直な青年でした。責任感があり、粘り強く、完璧主義の傾向もありました。大学卒業後、一九九〇(平成二)年四月に電通に入社。電通では、長時間の残業が恒常的に見られ、また実際よりも少なく申告することが常態化していましたが、会社もそのことを知っていたといいます。

Ｆの仕事は、企画書を作って企業をスポンサーに勧誘することと、企業の宣伝行事の企画と実施でした。日中はほとんど連絡・打ち合わせに忙しく、午後七時頃夕食をとった後に企画書作りを始めていたようです。Ｆは意欲的で、上司や業務関係者から好意的に受け入れられていました。

そのうちＦは、午前一時、二時頃に帰宅することが多くなりました。両親は、Ｆに有給休暇を取るよう勧めましたが、Ｆは、「自分が休んでしまうと代わりの者がいない、かえって後で自分が苦しむことになる。休暇を取りたいと上司に言ったことがあるが、上司からは『仕事は大丈夫なのか』と言われ取りにくい」と答えて応じませんでした。初年度にＦが取得できる有給休暇の日数は十日でしたが、実際に取得したのは半日でした。

一九九一年からは、他の部署の業務も担当することになり、出勤したまま帰宅しない日が多くなりました。帰宅しても翌日の午前六時三十分ないし七時頃で、午前八時頃までに再び自宅を出ることもままあったそうです。心身ともに疲労困憊した状態になり、仕事中は元気がなく暗い感じで、鬱々とし、顔色が悪く、目の焦点も定まらなくなり、上司のMも、Fの健康状態が悪いことに気づきました。Mに対し、「自分に自信がない、自分で何を話しているのかわからない、眠れない」と訴えたこともありました。

同年八月二十三日、Fは午後六時頃一旦帰宅、午後十時頃に自宅を自家用車で出発。翌日から取引先企業が行う遠方での行事を実施するため、近くにあるMの別荘へ向かいました。この際Mは、Fの言動に異常があることに気付きました。Fは翌日から二十六日まで行事にあたり、終了後、会場を自家用車で出発。翌二十七日午前六時頃帰宅し、弟に病院に行くなどと話し、午前九時頃には職場に電話で体調が悪いので仕事を休むと告げましたが、午前十時頃、自宅の風呂場で首をつって自殺しているところを発見されました。

［裁判所の判断］（最高裁第二小法廷　二〇〇〇年三月二十四日判決）

――うつ病について

裁判所は次のように規定しました。長いですが重要なので主文を要約してみます。

「うつ病は、抑うつ、制止等の症状から成る情動性精神障害である。長期の慢性的疲労、睡眠不足、いわゆるストレス等によって、抑うつ状態が生じ、反応性うつ病に罹患することがあるのは、広く知られている。うつ病の発症には患者の有する内因と患者を取り巻く状況が相互に作用する。仕事熱心、凝り性、強い義務感等の傾向を有し、いわゆる執着気質とされる者は、うつ病親和性があるとされる。男性患者にあっては、病前性格として、まじめで、責任感が強すぎ、負けず嫌いであるが、感情を表さないで対人関係において敏感であることが多く、仕事の面においては内的にも外的にも能力を超えた目標を設定する傾向があるとされる」

——うつ病と自殺との関係について

うつ病と自殺との関係については、次のように述べています。

「うつ病に罹患した者は、健康な者と比較して自殺を図ることが多く、うつ病が悪化し、又は軽快する際や、目標達成により急激に負担が軽減された状態の下で、自殺に及びやすい」

——Fの疾患と自殺動機について

Fの疾患と自殺動機については、上記の認識に基づき、次のように認定しました。

「一九九一年七月頃には心身ともに疲労困憊した状態になっていたが、それが誘因となり、遅くとも同年八月上旬頃にうつ病に罹患した。そして同月二十七日、行事が終了し業務上の目標が一応達成されたことに伴って肩の荷が下りた心理状態になるとともに、再び従前と同様の長時間労働の日々が続くことをむなしく感じ、うつ病によるうつ状態がさらに深まって衝動的・突発的に自殺した」

——労働時間について

電通においては時間外労働を少なめに申告する慣習があって上司もそれを承知していたことを認めて、労働時間はFの申告通りではなく、毎月百時間を超える長時間残業が続いていたことを認めました。

——業務起因性について

上記のような長時間労働の持続によってFは心身ともに疲労困憊した状態になり、それが誘因となってうつ病に罹患し、うつ状態が深まって衝動的・突発的に自殺するに至ったとして、Fの業務とうつ病罹患による自殺との間に相当因果関係を認めました。

——損害賠償責任について

Ｆの上司であるＭらは、Ｆが恒常的に著しく長時間にわたり業務に従事していること、および健康状態が悪化していることを認識しながら、その負担を軽減させるための措置をとらなかったことに過失があるとして、電通の使用者責任ならびに不法行為に基づく損害賠償責任を認めました。

——過失相殺について

東京高裁は、

１）まじめで完璧主義、業務に熱心という本人の性格は「うつ病親和性」であり、このような本人の素因が業務における時間配分を不適切にし、うつ病罹患による自殺という損害の発生・拡大に寄与した、

２）原告である両親はＦと同居し、Ｆのうつ病罹患や自殺を予見し措置をとりえたのに、それをしなかった、

という二点に原告側の過失を認め、三割の過失相殺を認定しました。

しかし、この点について最高裁は、1）は、「ある業務に従事する特定の労働者の性格が同種の業務に従事する労働者の個性の多様さとして通常想定される範囲を外れるものでない限り、それを斟酌することはできない」としました。

また2）については、「Fは独立の社会人として自らの意思と判断に基づき会社の業務に従事していたのであり、両親は同居していたとはいえFの勤務状況を改善する措置をとりうる立場にあったとはいえない」として、いずれもその正当性を否認しました。

［結論］

高裁判決における原告敗訴部分、すなわち三割の過失相殺の部分を破棄し、高裁に差し戻しました。

その結果、二〇〇〇年六月二十三日、東京高裁で上記の判示通りの内容で和解が成立しました。賠償額は一億六千八百万円（遅延損害金含む）でした。

［評釈］

この判決は、精神衛生に関する企業の安全管理責任を認めて、精神疾患による自殺を過労死、そして使用者の過失を不法行為と認定したはじめての最高裁判決です。また、高裁判決では認められていた本人の性格要素や同居家族の監督不十分による過失を否認した点でも、画期的なものでした。最高裁で原告側弁護人を務めた川人博《かわひとひろし》氏が「日本の人権史に残る画期的な判決」と述べているのも、あながち誇張ではないでしょう。この判決の影響で、その後の労災認定のあり方も変わりましたし、企業の精神衛生管理に対する姿勢も大きく変わりました。

しかしながら、この判決には、うつ病に関する誤解が含まれており、その点が判決の骨子に影響しています。また、自殺についての裁判所の考え方にも納得できない点がありります。これらの点は、精神科医としてはどうしても指摘しておかなくてはなりません。以下にそれについて述べていきます。

[うつ病の診断について]

Ｆの病気が何であったかについては、四人の精神科医による私的鑑定が提出されています。いずれも死後の事後的鑑定です。このうち一人だけがうつ病に対し否定的でしたが、あとの三人の診断はいずれもうつ病でした。残念ながら鑑定書を入手することはできませんでした。裁判官は、これら鑑定を参考にしつつ自らICD-10（国際診断基準）を用いて診断し、Fの病気をうつ病と認定しています。

私が最高裁のほか地裁・高裁も含め判決文から判断する限り、Fの病態は抑うつ反応であり、うつ病ではありません。

Fは、判決が認定している通り、長時間労働の持続による負荷を主たる誘因として抑うつ状態に陥ったものと思われ、症状・過程において了解不能なところはありません。また、遺伝要因などにおいてこれといった素因も認められません。

だからこそ業務起因性が考えられるのです。もしこれがうつ病なら、業務は誘因ではあっても、それ以上の意義を持つものではありません。うつ病は、基本的に素因に基づくものだからです。

［業務と病気／病気と自殺の関係］

自殺については、「心神喪失の状態にあったとは言えないまでも、正常の認識・行為選択能力が著しく阻害された状態において行われたものと推定」されています（東京地裁判決文。上級審においても支持）。

このような判断がなされたのは、Ｆがうつ病と判断されたからこそです。つまりうつ病という、正常とは一線を画する精神疾患に陥っていたと判断されたからこそ、まともな判断ができない状態にあったものとして、行為の任意性が否定されたのです。もしこれが、うつ病とは区別されて抑うつ反応と判断されたとすれば、判決のように推定することは困難だったでしょう。

なぜなら、抑うつ反応とは、誰もが相応の環境因があれば陥りうるような状態であり、従って心神喪失の状態はありえないことはもちろん、正常の認識・行為選択能力は場合によってはかなり阻害されるとはいえ、本人の判断能力が残っていない、とまで言えることもまずありえないからです。

自殺における業務起因性が認められるのは、うつ病ではなく抑うつ反応であるからこそです。しかし、自殺が本人の任意的な選択でなく、病気の必然的な結末と判断されるのは、その逆、抑うつ反応ではなくうつ病だからです。

抑うつ反応として正しく理解されれば、業務起因性は認められうるが、自殺の任意性は否定できません。反対にうつ病として理解されれば、自殺の任意性が否定される余地はありますが、業務は悪化要因であっても原因としての意義まで認められることはないはずです。

判決には、うつ病についての正しい理解が欠けているために、認識のねじれがあります。それによって、病気と自殺とが一連のものとして扱われ、両者の業務起因性がともに認められるという、論理的にはあり得ない結論に達したのです。

[自殺の任意性について]

この事件の担当弁護士・川人博氏は、過労自殺の問題に本格的に関わることになったきっかけの一つは、自殺した身近な友人の通夜の席上、友人の一人が「いかなる理由があろうとも、妻子を残して自殺をするのはけしからぬ」と故人を批判する発言をするのを聞いたことだったといいます。川人氏は続けて、「うつ病や自殺についての知識が多少なりともあれば、そのような故人への批判にはならなかっただろうと思われた」と述べています（「働く者の自殺予防のために」Depression Frontier 八巻一号、二〇一〇）。しかし私には、川人氏が受けた衝撃は十分に理解できるものの、この友人の捉え方は自然でまっとうなものに思えます。

自殺は、本人の意思による任意的なものです。そして、心神喪失が認められるような例外状態においてのみ、その任意性が否定されるものです。「心神喪失の状態にあったとは言えないまでも、正常の認識・行為選択能力が著しく阻害された状態」といったものは、考えられるとは思いますが、そうした状態においては、心神喪失ではない以上、ある程度は本人の意思の関与があるはずです。

それを否定することは、人間の主体性を否定することです。「死にたい」と訴える患者に精神療法を行うのも、本人の意思の介在があり、それに期待をかけるからです。うつ病で、それにもはや期待できないと判断した場合には、医療保護入院という形で強制入院による治療を行います。しかしそれは、自殺念慮を伴ううつ病の中でも一部です。

殺人事件において、その任意性が否定されるのは、きわめて例外的です。それは心神喪失が認められた場合に限られ、しかも心神喪失自体、きわめて稀にしか認められません。精神疾患についていえば、統合失調症にほぼ限られ、うつ病で認められることはまずありません。

それなのに、自殺の場合、なぜその条件が緩和され、任意性が簡単に否定されるのでしょうか。私にはどうもその底流に、自殺の場合には「被害者」と捉える見方が、そしてそれゆえの同情があるように思えてなりません。自殺はたしかに不幸なことですが、損害賠償となると、一方の当事者はその分の責任を負わされ、巨額の賠償を負わされるのです。同じ状態でありながら、殺人についての任意性はあるが、自殺については任意性がない、というのは、論理的ではありません。

損害賠償とは、結局、どちらにどれだけの責任があるかという問題です。先の拡大解釈、つまり心神喪失でなくても、正常の認識・行為選択能力が著しく阻害された状態であれば対象とするというのは、もともと労災認定において自殺を支給の例外としないための基準として、一九九九年に通知されたものです。労災補償は無過失補償（会社の責任の有無にかかわらず、業務との関連がありさえすればなされる補償）ですからそれでもいいかもしれませんが、損害賠償においては、責任割合が変わってしまうのですから、社会的公正を欠くことになります。心神喪失以外の場合において、自殺について過失相殺がなされないということは、考えられないことだと思います。

＊

（2）東芝事件

［事件の概要］

この事件は、うつ病により休職し、休職期間満了により解雇された技術職の女性が、うつ病発症は業務に起因するものであるから解雇は無効であるとして地位確認を求めるとともに、安全配慮義務違反等による休業損害や慰謝料等の損害賠償を求めた事件です。

［事件の経緯］

原告は解雇時三十八歳の女性Hです。大学の理工学部を卒業し、一九九〇年四月に東芝に入社しました。Hは社内でまじめな努力家とされていました。

Hは入社八年後の一九九八年一月に、液晶生産事業部の技術部門に配属されました。Hは、入社後五年目から不眠の症状が現れていましたが、二〇〇〇年五月の健康診断で不眠を訴え、工場の診療所で睡眠薬を処方されました。また同年十二月、神経科のC医院を受診、頭痛・不眠・車酔いの感覚を訴え、神経症と診断されて抗不安薬を処方されています。

二〇〇〇年十一月、当時世界最先端の製造ラインを構築するプロジェクトのリーダーに任命されました。「垂直立ち上げ」という標語のもと、短期間で成功することを目指しているプロジェクトで、Hは休日に出勤することも多く、帰宅が午後十一時を過ぎることも増えました。

本プロジェクトはトラブルつづきで、Hは対策会議で上司から遅いと叱責され、対応に追われました。Hは本プロジェクトの立ち上げ後、二〇〇一年四月までの間、毎月六十〜八十時間の時間外労働を行っていました。同年三月と四月の時間外超過者健康診断において、頭痛・めまい・不眠を訴えましたが、産業医は特段の就労制限を要しないと判断しています。

Hは四月上旬、再びC医院を受診し、不眠を訴え、不安感や抑うつ気分も認められましたが、うつ病に罹患しているという確定的な診断はされませんでした。

こうした中、課長はHに、本プロジェクトに加え別の業務も担当するよう指示しました。Hは、前者だけでも相当な業務量があるとして断りましたが、受け入れられず。五月下旬、別の業務の打ち合わせに出席した後、激しい頭痛に見舞われ、週の残りを欠勤しました。そして翌週、課長に電話をかけて頭痛等の体調不良のため、その週の全日を休むと伝えて欠勤し、予定されていた承認会議も欠席しました。

　Hは六月から、頭痛・不眠・疲労感等の症状が重くなったため、C医院に定期的に月数回の通院を始め、抑うつ等にも適応のあるアビリットの処方を受けるようになりました。また六月上旬、時間外超過者健康診断を受診し、頭痛・めまいがいつもあり、不眠が時々あると回答しています。その際産業医は、Hから「体調を崩して一週間休んでいたが、課長からもう大丈夫だろうと言われて仕事を増やされた」ことを聞きましたが、「まあ、一週間休んだということで」と述べ、それ以上の対応をしませんでした。

　Hは、体調不良のため課長に対し、別の業務の担当を再度断ろうとし、あるいは業務を減らしてほしいと希望しましたが、了解は得られず。

　七月中旬には、頭痛のために眠ることができず、頭痛薬を連日服用するようになりました。約十日間、有給休暇を利用して休養をとり、八月七日に出勤しましたが、会社にいることが嫌でたまらなく、なぜこんなに苦しいのに働くのかと思うに至ります。この頃、課長や同僚からは、元気がなく席に座って放心したような状態であるなど、普段とは違う様子であると認識され、大丈夫かと声をかけられたことがあったようです。

　八月十日、課長に勧められて会社のメンタルヘルス相談を受診して、夏期休暇を利用して五日間療養した後、九月三日に一カ月の休養を要するとのC医院の診断書を提出して、九月末まで欠勤。

十月一日から一週間出勤しましたが、頭痛が生じたため再び療養することにし、抑うつ状態で一カ月の休養を要すると記載した、C医院の診断書を毎月提出して欠勤を続けています。定期的な上司との面談を経て職場復帰の予定で、二〇〇二年五月に半日出勤しましたが、翌日から再び上記同様に欠勤を続けました。会社は、Hの欠勤期間が就業規則の定める期間を超えた二〇〇三年一月上旬、Hに対し休職を発令し、定期的な上司との面談を続けましたが、その後もHが職場復帰をしなかったため、二〇〇四年九月九日付けで解雇しました。

これに対しHが、うつ病は過重な業務に起因するものであるので療養中の解雇は無効だと地位確認を求め、また会社はHに対し安全配慮義務違反等を理由とする損害賠償責任を負うとして提訴。

なお、これとは別に、Hは労働基準監督署に対し労災保険法に基づく休業補償給付の支給を求める請求をしましたが、業務起因性を否認されて不支給処分。それを受けて、処分取り消しを求める訴えを東京地裁に起こしました。

二〇〇九年五月、本件うつ病には業務起因性が認められるとして不支給処分を取り消す判決を受け、確定しています。この過程において作成された労災精神障害専門部会の意見書において、本件うつ病の発症時期は、プロジェクトリーダーになって五カ月後の二〇〇一年四月頃とされています。

［裁判所の判断］（最高裁第二小法廷　二〇一四年三月二十四日判決）

――うつ病の業務起因性と解雇の妥当性について

一審の東京地裁は、労災専門部会の意見書にならってHのうつ病罹患を認めました。そして、「長時間の時間外労働に加え、初めてプロジェクトのリーダーを命じられた上、業務の日程や内容につき上司から厳しい督促や指示を受け、加えて別の業務を命ぜられるなどし、業務の負担は相当過重なものであった」として、その業務起因性を認めました。そして、業務災害による病気療養中であることを理由に、解雇を無効としました。二審の東京高裁、最高裁もこれを支持しました。

――安全配慮義務違反について

Hが健康診断において頭痛・めまい・不眠等の自覚症状を申告していること、頭痛等の体調不良を上司に伝えて一週間以上の欠勤を繰り返し、予定されていた重要な会議を欠席したり、上司に対して業務の軽減の申出を行ったこと、産業医に対しても上記欠勤の事実等を伝え、問診でいつもより気が重くてゆううつになる等の症状を申告していたことから、会社としてはそのような状態が過重な業務によって生じていることを認識し得る状況にあり、その状態の悪化を防ぐために業務の軽減をするなどの措置をとることは可能であったのにそれをせず、うつ病が発症し増悪したとして、会社の安全配慮義務違反を認めました。

──過失相殺・二つの論点

一審は会社の安全配慮義務違反を全面的に認めました。これに対し二審の東京高裁は、1）Hが神経科通院歴を上司や産業医に申告していなかったことが会社にうつ病発症を回避したり発症後の増悪を回避する措置をとる機会を失わせた、および、2）Hのうつ病発症ならびに、業務を離れた後も長期間（約九年）疾患が続き寛解に至らない状態については本人の素因（脆弱性）が関与している、との二つの理由により、二割の過失相殺を認めました。この点が最高裁において主たる争点となりました。

【論点1　通院の事実を会社に伝えていなかったことについて】

会社側は通院の事実を知らされていれば、しかるべき安全配慮ができたはずで、そうしなかったのはHの過失だと主張しました。これに対し最高裁は、「労働者にとって自己のプライバシーに属する情報であり、人事考課等に影響しうる事柄として職場において知られたくないのが当然の情報であった」として、Hの責めに帰すことはできないとしました。

その上で、「使用者は必ずしも労働者からの申告がなくても、その健康に関わる労働環境等に十分な注意を払うべき安全配慮義務を負っている」として、「労働者にとって過重な業務が続く中でその体調の悪化が見てとれる場合には、労働者本人からの積極的な申告が期待し難いことを前提とした上で、必要に応じてその業務を軽減するなど労働者の心身の健康への配慮に努める必要がある」と判示しました。

【論点2　素因および離職後の疾患の持続について】

うつ病発症については、電通事件における最高裁判断にならい、「同種の業務に従事する労働者の個性の多様さとして通常想定される範囲内である」として、素因を原因として採用することを退けました。

疾病が長期間持続していることについても、「業務を離れた後もその業務起因性や損害賠償責任等が争われて複数の争訟等が長期にわたり続いたため、その対応に心理的な負担を負い、争訟等の帰趨への不安等を抱えていたこと」によると理解を示し、やはり素因は過失相殺の事由にならないと退けました。

[結論]

最高裁は、東芝の安全配慮義務違反を理由とするHの損害賠償請求を認めた上で、高裁判決において認められていた過失相殺を否認し、高裁に差し戻しました。

その後、二〇一六年八月三十一日、東京高裁における差し戻し審において、最高裁判決に沿った形の判決が出されました。Hに対して約六千万円の損害賠償が認められ、その後会社側が上告しなかったため、この判決が確定しました。

[評釈]

――疾患について

病歴から判断する限り、二〇〇〇年十二月にC医院で下された神経症の診断を疑う理由はなく、私にもこの診断が妥当のように思われます。頭痛・めまいが症状の中心であることから心身症という診断も考えられますが、これも広い意味で神経症の一部です。なお、特に抑うつ神経症と名付けるのは、このような病像から見て適当でない気がします。

うつ病かどうかですが、三主要症状である抑制・抑うつ気分・不眠のうち、不眠はあり、抑うつ気分についてもありそうですが、抑制、つまり意欲にブレーキがかかった症状の記載はなく、また体重減少・日内変動などの内因性の特徴の記載もありません。その他はすべて非特異的な症状であって、しかも症状も経過も業務のストレスとの関連でスムーズに了解できるので、うつ病と考えることはほとんど不可能です。

考えられるとすれば抑うつ反応ですが、根拠にできるのは、(1) 二〇〇一年四月、C医院の診察で一時抑うつ気分も認められたことと、(2) 二〇〇一年十月以降は抑うつ状態で休養を要するとした同医院の診断書を毎月提出していたことくらいで、その他は非特異的すぎて診断根拠にできるほどのものではありません。あえて神経症を否定する理由もありませんが、抑うつ反応は反応性に抑うつ的な状態を示してさえいれば、そう診断できるものなので、抑うつ反応としておかしいというわけでもありません。うつ病を本来の意味に解する限り、労災精神障害専門部会がなぜうつ病と判断し、二〇〇一年四月頃と発症時期まで特定したのか不思議です。

この時期にそれまでの病歴からの連続性が途切れている様子はありません。あえて言えば、この時期に症状が悪化していることが認められるだけです。裁判所が、C医院の診断にもかかわらず、疾患をうつ病としていることはもっと不思議です。

裁判所は、鑑定を行っているわけでも、電通事件などほかの事件でそうしたように、ICDなどの診断基準を使って自ら診断を試みているわけでもありません。労災専門部会の判断を踏襲したのでしょうが、裁判所も「この種の精神不調はうつ病だろう」といった、昨今世の中に流布しているイメージをそのまま吟味することなく採用してしまった（流されてしまった）という印象を受けます。

第四章で述べたように、うつ病の質的な診断をやめてしまえば、うつ病はどこまで広がっても少しもおかしくないのですが、この例はそのことを如実に示しているといえるでしょう。

私の印象を忌憚なく言えば、この症例（H）は、第二章で紹介した症例、すなわち、うつ病でないのに、しばしばうつ病とされてしまっている一群に属するものです。休職の必要性については何とも言えません。ある時期には確かにあったのだと思います。具体的には、二〇〇一年三月から、C医院から最初の休職診断書が出た同年九月を中心として、向こうしばらくまでの時期です。三月から八月までの時期については、もしその必要性が高いのに静観していたのであれば、会社の責任が問われることになるでしょう。

しかしその後、二〇〇四年九月に解雇となるまで、約三年間欠勤・休職を続けています。そのすべてについて、本当に休職の必要性があったという可能性は、神経症性ないしは反応性という病気の性質から見て極めて少ないと思います。疾患名は別にしても、業務による精神的負荷による疾病であったとすれば、少なくともそれが業務を離れて数カ月間休養しても回復しないとするなら、それから後については本人の素因や療養態度によるものと考えるほかないでしょう。

最高裁が示した「業務を離れた後も争訟等が長期にわたり続いたため、その対応に心理的な負担を負い、不安等を抱えていた」のだから、本人の責任によるものではない、とする理解は首肯することができません。

――業務起因性について

この事件を調べれば調べるほど、どのような点に企業の安全管理責任の過失があったのか、考えてしまいます。

判決は、月六十〜八十時間という時間外労働だけについてみれば必ずしも過重とは断定できないと認めつつ、質的な点も考慮して過重な労働だったとしています。具体的には、「初めてプロジェクトのリーダーになるという相応の精神的負荷を伴う職責を担う中で、業務の期限や日程を短縮され、日程や内容につき上司から厳しい督促や指示を受ける一方で助言や援助を受けられず、過去に経験のない業務を新たに命ぜられるなどした」というものです。

最先端の製品開発を中心的に任せる以上、期間・業務量ともにある程度の負荷を与え、プレッシャーをかけるのは当然でしょう。そうでなければ企業は、競争的な環境を生き抜いていけないはずです。そして、そのような立場を引き受ける以上は、そうした状況も了解していることが当然のはずです。

期限や日程の短縮、日程や内容についての督促や指示といっても、おそらくそれらは全く一方的になされたものではなく、Hの仕事の進め具合では間に合いそうにもないので発破をかけた、というのが実情でしょう。

こうした場合に、「平均的労働者の中で最も脆弱である者を基準とすべき」という判例が出され（トヨタ自動車事件、名古屋地裁判決・二〇〇一年六月十八日）、その後の裁判の中でもこうした考え方が優勢であるようです。

この基準は、甘すぎる感じはしますが、一般労働者に関しては弱者保護の観点から一応は納得できます。しかしHのような専門技術者である程度の裁量性があり、しかも一定の地位につけられている者の場合、労働者の側にも一般労働者よりは強い自覚と努力が期待されるはずです。このような基準ではあまりにも不合理ではないでしょうか。

それともこの場合も、企業には人事配置などの裁量権があるのだから、そうした者をそのような立場につけたことを含めて企業に責任があるというのでしょうか（本書では詳述しないが、電通事件、最高裁判決でとられた観点）。

――労働者の職務遂行義務について

労働契約は双務契約です。使用者が指揮命令権や解雇権など力の優越を持っているがゆえに、労働者の権利がむやみに侵害されないよう、労働基準法などで保護されてはいますが、労働者が権利だけを持ち、使用者が義務だけを負っているというわけではありません。労働契約法第三条四項に「労働者及び使用者は、労働契約を遵守するとともに、信義に従い誠実に、権利を行使し、及び義務を履行しなければならない」とある通り、労働者にも職務を信義に従い誠実に遂行する義務があります。

Hは新規事業のプロジェクトリーダーに任命されました。これは負担ではあったでしょうが、同時にやり甲斐を与えることでもあったでしょう。人によって感じ方は様々だとはいえ、サラリーマンにしてみれば、このような立場に置かれることを名誉に感じる人が多いだろうし、周囲にはおそらく羨ましく感じる人もいたことでしょう。

タイトな期限を設定してプレッシャーを与えつつ、一般労働者よりは自覚的に働いてもらおうとするというのも、競争的環境で業務を行う企業であればおそらく普通のことのはずです。だから、会社にしてみれば、重要な会議には当然出てもらわなければ困るし、必要なら何日か残業し続けてでも、そのための準備をしてもらわないと困るでしょう。このような立場を引き受けた以上は、そうした姿勢で仕事に当たるのが義務だと考えます。

――労働者の自己保健義務について

労働者には労務の提供ができるよう自己の健康を管理し整える義務、すなわち自己保健義務があります。

この点、Hはどうだったのでしょうか。実際のところ、休養を必要とする状態が長期間続いていたのかどうかについては、何とも言えません。しかし、休職を続けていた期間、できるだけ早く回復できるよう本人なりに努力をすることは必要なはずです。

先に述べたように、Hの病気はおそらく神経症か、あるいは抑うつ反応でした。そうであれば、病気による欠勤を始めてから解雇になるまでの三年間、本人の意志的努力が全く期待できない状態にあったとは考えられません。その間の療養状況がどうであったか、定期的に通院・服薬は続けていたのか、回復のためにできる努力はしていたのかどうかを問わなければなりません。

判決では、労働者には通院の事実を申告する義務はないとされました。これは、そのような申告が雇用継続や昇進などにおいて不利益に働く可能性があることを考慮すると、妥当だと私も考えます。

しかしそうであればなおさら、休職期間中定期的に持たれていたという上司との話し合いにおいて、本人が自身の責任において病状や回復状況について誠実に報告し、回復への意志を示していることは必要なことだったでしょう。

もし病気がうつ病であれば、十分な休養が必要であるし、企業にもそのための配慮が求められます。しかしこの例は、うつ病の範囲が広がりすぎてしまい、それが労災専門部会の委員（当然精神科専門医が含まれているはずです）のみならず裁判官のうつ病概念にも影響を与えたために、原告に必要以上の病者役割を与えてしまったもの、と私には思えます。

この判決が与えた社会的な影響力という点からも、まだまだ詳しい検討が必要であると考えます。

＊

法律の専門家は筆者の見解をどう見るか

以上が、精神衛生問題を主題とする代表的な労働裁判に対する、精神科医としての見解です。この章のまとめとして、こうした見解を法律の専門家はどう考えるか。第三章に引き続いて、労働問題を専門とする神内伸浩弁護士に登場いただきました。某ソフト制作会社総務課長・田中氏にも加わっていただいています。

なお、文中に出てくる積善会事件とは、詳細は略しますが、愛媛県の女性研修医のうつ病過労自殺事件で、使用者の安全配慮義務違反による損害賠償が認められ、電通事件と並んで、企業の精神衛生上の安全管理に大きな影響を与えたものです。

――裁判の現場では、病名の違いというのはどの程度問題にされるんでしょうか？

神内「ほとんど問題にされませんね。中嶋さんが問題にされている、うつ病と抑うつ反応の違いというのも、私はこれまで全く意識してませんでした」

――東芝事件では、神経症となっていたり、うつ病となっていたりしますが。

神内「われわれ法曹関係の人間にとっては、どちらもそう違いはありません。受け止め方として。何らかの病気になったとして、それに対して業務起因性とか安全配慮義務がどうであったのかを裁判で問題にするのであって」

――内因性の疾患だからとか、心因性の疾患だからということは？

神内「同じく違いはないですね。労災認定の基準でも、どちらも同じように含まれているでしょう。損害賠償請求裁判でもそうです。極端に言うと、診断書が出ていれば、病名が何であれ一緒です。あるとすれば素因減額として、過失相殺をどうするかという議論になるだけです。過失相殺というのは、裁判官の胸三寸の部分もあります。まず賠償額が最初に決まるんですよ。こういう事件だからこのくらいにしようと。あとはどんな論理構成にするか、この論理構成だとちょっと賠償額が高くなりすぎるから、じゃあ何割の過失相殺にしようと。すべての事件がそうだとは言いませんが、そのように裁判官の裁量でざっくり決まってしまうこともあります」

——電通事件では家族の責任が否定されましたが、積善会事件では本人の意思に反してまで、使用者は家族に連絡を取るべきだったとしています。互いに矛盾してませんか？

神内「そのあたりも裁判官の裁量です。裁判官も人間ですからね。裁判官によってそれぞれものの感じ方が違ってきます」

——裁量というのは、判例に則らなくてもいいんですか？

神内「原則としてはいいんです。自らの良心に基づいてさえいれば。ただ、判例がどのレベルのものかによって違います。最高裁判例となると、それに反するのは勇気がいります」

——ここで取り上げた労働裁判の結果が、企業に大きな影響を与えたと思うのですが。

神内「それは間違いありませんね」

田中「メンタルヘルスの問題については、今どこの企業の現場もピリピリしています」

神内「やはり、電通事件の影響が非常に大きいと思います。あの頃から、労災認定の申請件数がうなぎ上りに増えましたから。弁護士に助言を求めてくる企業関係者も、非常に増えました」

田中「そうでしょうね。うちの会社も、かなりナーバスになっています」

神内「あと東芝事件。やはり判決の影響は大きいです。『うつ病は簡単には解雇できない』と認知されるきっかけにもなりました」

——自殺についてなんですが、労災においては内因性にしろ心因性にしろ、一定の範囲の精神疾患に該当すれば、「心神喪失とまでは言えないにしても、正常の認識、行為選択能力が著しく阻害されている状態」で遂行されたと判断して認定することになっています。また、損害賠償訴訟においても、ほぼこの基準が採用されているようです。

しかしもしそうならば、殺人を犯した場合はどうなるのでしょうか？　同じような精神状態にあったとして、本人の責任が阻却されなければ、論理的におかしいのではないでしょうか。自殺の場合にことさら基準が甘いような気がするんですが。

神内「確かに言われてみれば、そうも考えられますね」

――やはり自殺と他殺では、裁判官にしても心情的に大きく違うのでしょうか？

神内「それはあると思いますよ。たとえば積善会事件では、判決の最後に、裁判官が後書きを書いているんです。非常に珍しいことです。『うつ病やてんかん等の精神障害に対し十分な理解があればこのような事態に至らなかったケースと考えられ、誠に残念な事案である』と」

――それから、労働環境と自殺との因果関係を考える場合、「労働環境とうつ病／うつ病と自殺」の関係を分けて考える必要があると思うんですが。

神内「そこは分けて考えてないですね。全部一連で、言うなれば川の流れみたいなものです。労働環境と病気との間に因果関係があれば、その先もしかり。川上から川下まで、全部因果関係があるということになります」

――門外漢の私が言うのもおかしいですが、そこは分けて考える必要があると思うんです。なぜなら、たとえば長時間労働で「うつ病」になったという場合、その「うつ病」

が内因性であれば素因が第一に考えられ、業務起因性は考えにくい。しかし反応性であれば、長時間労働の影響が第一に考えられ、業務起因性が考えやすい。

また、「うつ病」で自殺したとなると、内因性であれば心神喪失などの可能性が高く、因果関係を認めやすいが、反応性であれば心神喪失などの可能性は考えにくく、因果関係を認めにくい。そういう相反する関係があると思うんです。

神内「なるほど。論理的に考えれば、確かにそういうことになりますね。いい問題提起ですね。でも実際は、そのようには考えられていないのが現状ですね」

＊

以上の会話で、電通事件・東芝事件が企業の安全管理や人事管理に大きな影響を与えたことを改めて確認できました。

神内弁護士の「病名は関係ない、問題は精神疾患であるかないかだけだ」という発言には驚きました。業務と病気の関係が立証され、病気という〝船〟に乗ってしまえば、川上から川下に至るまで、その後に起こることはすべてその結果とみなされる。しかしそうなると、自殺と他殺で扱いが違うことは、論理的には理解できません。判決というのは、論理的思考の結果到達するものと思っていましたが、しばしばそうではなく、同情や共感が根本にあって、そこからそのために使える論理を探し、筋道を構成する、きわめて人間的なものなのだということが、神内弁護士のお話を通じて垣間見えました。

医学との関係でいえば、裁判で問題になるのは病気であったかどうかだけです。病気という〝船〟の中味は、川下までの〝船〟の行き先も含めて、そのまま採用されます。だからこそその中味を、必要な分節化を行った上で、予後の可能性も含めてきちんと考察し、社会に提供することが、われわれ精神科医の大切な役割の一つであることを改めて認識しました。

第六章　病気か、苦悩か

抑うつ反応は病気ではなく苦悩である

これまで、理論・実例を交えて、うつ病と抑うつ反応との区別について論じてきました。

『「新型うつ病」のデタラメ』を上梓した後、講演するとよく聞かれる質問がありました。それは「『新型うつ病』も病気なんですよね」というものです。

私は、どう答えたらよいかそのたびに迷いました。最初は口ごもっていましたが、そのうち「病気ではありますが、ごく軽いものです。それはちょうど、うつ病が肺炎のようなものであるのに対し、風邪のようなものです」という答えを思いつき、使っていました（第一章でもそのたとえを使用していますし、論文で使ったこともあります）。そして「だからその対応も、相応に変わってくるのです」と続けていました。

こうした答え方を長く続けながらも、私はずっと、すっきりしないものを感じていました。患者としてクリニックを訪れ、治療もしている以上、病気でないと言うわけにはいかないだろう。それでは自分の毎日の営みと矛盾してしまう。しかしうつ病と同じ意味で病気だと言うわけにもいかない。そこには明らかに次元の違いがある。その違いを、私は先のような言い方で表していたのですが、どうしてもこの言い方では何かが足りない、そこにある決定的な違いを言い表せていないという思いを抱いてきました。しかも、「重い／軽い」の違いだと、「軽くても病気なら、病人として扱ってもらうのは当然だろう」という話にもなってしまう。

先に述べたように、「新型うつ病」は抑うつ反応の一部（その逃避型）です。「新型うつ病」の上位カテゴリーである抑うつ反応と、うつ病との違いについてはどうでしょう。どう言い表すのが適当でしょうか。抑うつ反応は、重症の場合もあります。自殺の危険を含むものもあります。そうしたものも含めると、「風邪と肺炎」という比喩は適切とは言えません。実践的にも、「抑うつ反応だから相応の（風邪に対するような）対応でよい」とは言えないのです。

しかしながら反面、重症の抑うつ反応と軽症のうつ病とを比べた場合、症状の重症度だけで言うと前者が上であっても、医師に起こってくる「ゆるがせにできない」という思いは後者が上なのです。決して前者を軽んじていいと感じるわけではありません。しかし、そこで起こってくる「医師として自分が何とかしなくてはいけない」という思いの程度は、後者が上なのです。

その思いについてつきつめて考えているうち、私は両者の質的な違いを表すための適切な用語を思いつきました。それが、「うつ病は病気であるが、抑うつ反応は苦悩である」というものです。本当のことを言うと、「うつ病はdiseaseであるが、抑うつ反応はdistressである」というふうに、英語で思いついたのです。

DSM-5では、ほとんどのカテゴリーはdisorderと言い表されています。disorderとは、「オーダー（秩序）が乱れている」という意味の、曖昧な言葉です。ある程度のまとまりがある症状群があると、その成因や質的性質にかかわらずdisorderと認定され、それは日本では「病気」と訳されます（訳されるというだけでなく、disorderという言葉は、ちょうど同じくらいの曖昧さで、病気という意味です）。

もともと、医学の伝統においては、disorderという言葉はあまり使われず、病気という意味の言葉としては、diseaseが本来のものでした。そして、あるカテゴリーがdiseaseとして認定されるためには、非常に厳しい基準をパスしなければなりませんでした。精神医学を除くほかの医学の分野では、今でもそうです。

DSMが世界標準になる以前の精神医学の先進国、ドイツでもそうでした。クルト・

シュナイダーという学者が行った区別ですが、精神医学で扱う諸現象は、正常との連続性がないもの、すなわち疾患（Krankheit）と、正常との連続性があるもの、すなわち偏倚《へんい》（Spielart）とに分けられていました。疾患として認められたのは、脳の異常であることが明らかな外因性疾患と、脳の異常を推定せざるをえないとされた内因性疾患、すなわち統合失調症と躁うつ病だけでした。そして疾患だけが、本来の意味の病気として認められたのです。

私が使おうとしている病気（disease）とは、この疾患（Krankheit）のことです。これに対して苦悩（distress）は、偏倚（Spielart）のすべてではありません。偏倚には、心的反応の異常のほか、知能の異常や人格の異常なども含まれますが、偏倚のうちで、特に自らが自覚的に苦悩しているもののことです。

別にシュナイダーに対抗して新しい区別を打ち立てようとしているわけではありません。また病的現象を網羅する分類を作ろうとしているわけでもありません。シュナイダーの区別を踏まえつつ、疾患との境界線上にあり、ともすれば疾患と混同されがちな現象をとりあげて、実践的な意味で、その困り方の質的差異を、これら二つの言葉で区別しようとしているのです。

病気と苦悩を対比して、その違いを表2にまとめました（用語の一部は、後の項で説明します）。

ある失敗例

抑うつ反応を病気でなく苦悩と見ることが持つ意味を説明するために、私が経験した、ある印象的な失敗例を紹介します。この例は抑うつ反応ではなく、心因反応ですが、原理は共通です。患者さんには気の毒なことをしましたが、この経験から私は多くのことを学びました。

【症例A　五十歳女性　診断：心因反応】

老健施設に勤めている介護士。小さな施設だが、あるキャリアの長い無資格の職員が「仕切っている」という。その結果、普段から有資格者がやるべき業務を無資格の職員がやっていることに疑問を持っていた。職員が二人ほど入れ替わったのを機に、「業務の手順を整理しよう」と提案。有資格者の仕事と無資格者の仕事内容を分けた仕事のチャートを作り、職場のミーティングで提示した。それを機に、その古株の職員からの

表2　病気（disease）と苦悩（distress）の違い

	病気（disease）	苦悩（distress）
シュナイダーの概念との関係	シュナイダーの疾患（Krankheit）と同一	シュナイダーの偏倚（Spielart）のうち、自覚的に悩むもの
医師の姿勢	主導。パターナリスティック	オン・デマンド。希望に応じて対応
治療の中身	医学的治療（薬物・精神療法）。補助的に生活指導	医学的治療＋エンパワーメント＋自助努力
治療における本人の責任	小さい	大きい
輪郭	比較的鮮明	不鮮明（正常と連続しているため）。定義によって有病率など大きく異なる
例	器質的精神病・統合失調症・うつ病	不安神経症［パニック障害・全般性不安障害］・対人恐怖症［社交不安障害］・抑うつ反応［適応障害（軽症〜中等症のもの）・うつ病（重症のもの）］

（注）例の［　］内の病名は、DSM-5、ICD-10のもの

「いじめ」が始まったという。

仕事をやらせてもらえない、何かにつけて嫌みを言われる、など。「みなその人を恐れているので」、その職員にとどまらず、ほとんどの職員に無視される。それまで自分と一緒に「問題だよね」と言い合っていた有資格の職員も、ほかの職員と一緒になって自分を無視する。

たまりかねて施設長に訴えたところ、「ほかの職員からも話を聞いて対処する」との返事。待っていたところ、一週間後に呼ばれ、「おまえはクビだ」と言われた。理由を聞くと、「職場の和を乱したから」とのこと。それで困惑し、どこに相談したらいいかわからなかったが、ある人に「心療内科に行ってみたら」と勧められたので来院したという。

ひどく混乱した様子。

「もう私は辞めるしかないんです」

——どうして？

「だって施設長がクビだってはっきり言ったから」

そんなに簡単にクビにはできないことを伝えるが、理解できない様子。また「いじめ」については、無資格者の立場に立ってみれば、有資格者からいきなり業務改善を提案されれば、長年築き上げられた既得権が脅かされる危機ととれ、自分が持っている人脈をフルに使って抵抗しようとすることは、了解できる気がする。そのことを説明したが、やはり理解できない様子。この日はとにかく傾聴し、一通り事情を把握した上で、心理士によるカウンセリングを予約してもらった。処方は行わなかった。

次回、カウンセリングのため来院。私もそのあと診察した。状況は変わらないようだが、初診時よりは少し落ち着いた様子。そこで、仕事を続けたければその方法はあることを話し、施設長ともう一度面談するよう勧めた。それでも同じ答えなら、労働基準監督署に行ってみるか、あるいは弁護士に相談してみるよう勧めた。

しかしやはりこの日も、「だけどはっきりクビだって言われたんです」と繰り返し、あまり私の助言が心に入っていかない様子だった。本人から「気持ちを落ち着ける薬がほしい」と希望があったため、抗不安薬を処方。カウンセリングをあと一回受診し、同じ薬も処方したが、それで一旦治療は中断した。

カウンセリングでは傾聴による受容と、診察と同じ趣旨のエンパワーメント（後述）が行われた。問題解決はしていない様子だが、カウンセリングと薬物療法などによって精神状態は少し改善したので、治療としては「まあまあ」といったところであった。

それから二カ月ほど経って再び受診。「傷病手当金意見書を書いてほしい」という。私は、傷病手当金の趣旨を説明し、「これは病気のために仕事ができなかった場合に書くもの。Aさんには適用できないので書けない。むしろ、仕事を続けたいなら、仕事ができる状態でなかったことを証明する書類になり、矛盾することになりますよ」と説明。本人は、期待していた休職期間中の所得補償がもらえないことにガッカリし、また納得がいかない様子であったが、一応了承して帰院した。

その一カ月後、今度は雇用保険の「退職時の状態についての証明書」記載を希望し来院。聞いてみると、一週間前に退職したのだという。「退職するしかなかった」という。解雇されたのかと聞くと、「辞表を出した」という。

渡された用紙には四つの選択肢があり、「病気のため就労できない状態であった」に予め鉛筆で○をしてあった。「職安の担当者から説明の上渡された」という。簡単なアンケートのようだがこれは重要な判定資料である。○を誰がつけたのかははっきりしない。私は、Aさんの場合、退職は「病気のためやむをえなかったもの」とは認められず、従って「病気ではあったが就労は可能であった」に該当することを説明し、その項目にマルをつけて本人に渡そうとした。

するとAさんは気色ばみ、「職安の担当者がせっかく親切に考えてくれて、これを渡してくれた。私はあんなに辛くて、ここへ飛び込んできたんです。先生にも話したでしょう。あんな状態で働けるわけないですよ。直してください」と要求。私が同じ説明を繰り返したところ、激高してその用紙を破り捨ててしまった。その上で、「カルテを見せてください。どうせ先生も医師会とかの関係で、施設長に悪い顔ができないから、私に不利に書いてあるんでしょう。見せてください」と要求。途中からは「あんたなんか先生じゃありません。あんたは……」と落ち着きを失い、治療関係はすっかり切れてしまった。

「わかりました。カルテを見せるには手続きがありますから説明します」と告げ、カルテ開示手続きの説明をした。五日後、カルテのコピーを受け取りに来院。この時は診察希望はなく、受付での手続きだけだったが、たまたまトイレに行くところに出会い、軽く会釈した。無反応だったが、表情はやや硬いものの一通り落ち着いている様子であった。

その後連絡はない。カルテを見てどう思ったかはわからない。Aさんが危惧していたような、不利になる記述はしていないどころか、複合的側面から患者の利益を考察していたつもりだったので、手前味噌かもしれないが、見てかえって驚いたのではないかと思う。

【小括】

このケースは抑うつ状態を主徴とする状態ではなく、不安・困惑を主徴とする状態で受診し、その後も推移したので、抑うつ反応とは言えません。それゆえ診断は心因反応としています。しかし似たような条件で抑うつ反応を呈して受診し、治療を行うケースは数多く、共通するところが多いので取り上げてみました。

「不安・困惑」という症状だけをとれば、ある程度軽快しました。しかし、その原因には職場状況があることが明らかなので、それを解決しなければ根本解決には至りません。「いじめ」ととれる状況に、Aさんの話だけからすれば首を傾げたくなるような施設長の対応が、火に油を注いでいる様子でした。

根本解決のためには、職場状況を改善するための努力や工夫が必要で、また「クビになることへの不安」を解決するためには、労働基準監督署に問い合わせするなどして、雇用関係についての最低限の知識と助言を得ることが必要でしたが、理解力の問題や性格的な頑固さが災いして、本人がその一歩を踏み出すことができませんでした。

筆者は、医師としての立場上、どのようなことができるか助言はしましたが、それにとどめました。今振り返っても、これはこれで良かったと思います。

傷病手当金意見書については、ほかには選択肢はありませんでした。その間本人が雇用継続を望んでいたことを度外視しても、その期間中「不安・困惑などの症状などのために就労できなかった」という事実がなければ、記載することはできません。抑うつ反応でも同様の希望がよくあります。その期間について休職を要する旨の診断書を発行していれば必ず書きますが、そうでない場合には、やはりケースごとに判断することになります。書くことが患者の経済的利益になることは承知していますが、やはりそれが原則です。

雇用保険の証明書についても同様です。このケースでは、退職のやむなきに至ったのは病気の症状のためではありません。本人の主観的な認識はどうであれ、結局は、本人の決断です。途中、いくらでも雇用継続を実現するための手立てはありました。労働基準法を持ち出すまでもなく、雇用関係についての最低限の助言を受け、少し落ち着いて考えれば、施設長の「おどし」を真に受ける必要はまったくありませんでした。しかしそうはせず、自ら辞表まで提出。こうなると本人の責任と言わざるを得ません。

退職時に「病気のため就労できない状態にあった」となると、失業保険をすぐに受け取れたり（普通は三カ月後から）、雇用保険の加入期間が短くても受け取れたり、受給期間を延長できたりします。医師としては、この点についても、ケースごとに慎重に判断することになります。たまに、この制度を事前に知って退職を安易に考えている人を見かけますが、それは重大な誤りです。

こうした事柄についても治療の中で触れながら、どうするのが一番良いか、Aさんに落ち着いて考えてもらいたかったのです。初診時の症状であった不安・困惑の治療にはある程度成功したので、それを活かして、社会的制度の知識も共有しながら、今後どうしていくのかという話につなげたかったのですが、Aさんの余裕のなさへの考慮が足りず、症状の一通りの軽快に満足してしまい、その方向に直ちに話を深めることを怠ってしまいました。

そのため、そうした重要な事柄についてAさんは治療とは別のところで決めてしまい、その結果病状や就労能力についてのAさんと私の認識が食い違ってしまった。よって、

Aさんに対して有益な働きかけができなくなってしまった——それがこのケースを失敗例として挙げる理由です。

いくら症状をある程度軽快させることができたとはいえ、やはり失敗例と言わざるを得ません。

結末は本人にとって気の毒でしたが、私にとっても残念なものでした。職場状況をめぐっての介入の仕方、エンパワーメント（後述）のやり方、患者の理解力や性格特性を考慮した治療の進め方など、課題が多く残りました。心理士とも相談しましたが、いまだに結論は出せていません。

苦悩に対する治療とは

それでは、抑うつ反応を苦悩と見た場合、どのような治療が適切なものとして考えられるでしょうか。病気と見た場合と、どのような違いが出てくるでしょうか。そのことについて考えてみましょう。もっとも、今あげた失敗例からもわかる通り、これは模索過程における仮の答案のようなものであり、結論とは程遠いものです。そのつもりでお読みください。

病気は、「襲われる」もしくは「蒙《こうむ》る」ものです。主体はそれに対して受身です。襲われた（蒙った）主体は、助けを求めるしかありません。そして、病気が「治る」までは、「病人」という立場（「病者役割」）を認められ、従って必要な休養をとる権利を認められるべきです。

これに対して苦悩は、「味わう」もしくは「巻き込まれる」ものです。主体はその主人です。味わっている（巻き込まれている）主体は、助けを求めることもできるし、求めないこともできます。それは主体の選択です。それに応じて必要な援助を受けることができますが、それを使いながら苦悩を軽減するのは、主体の責任に属することです。

これを医師の立場から考えてみましょう。医師は病気に対しては、その治療を依頼されたなら、主体的に振る舞う責任があります。患者に方針を十分説明し、同意を得る必要がありますが、方針は医師が決めなくてはなりません（いくつかの選択肢から患者に選んでもらうこともありますが、それほど多いことではなく、またほぼ等価の場合に限られます）。

これに対し苦悩においては、医療機関を訪れるかどうかを含めて、患者が助けを求めるかどうかを選択するものです。そして医師は、患者が依頼する範囲において、援助

（治療）を提供するのです。

抑うつ反応は、どんなに程度が強くても、何か辛いことがあったときにわれわれ誰しもが感じる「落ち込み」や「やる気のなさ」と、質的に変わるものではありません。だから、誰もが自身の体験をもとに了解ができるし、また自分の体験をヒントに、解決方法を助言することが可能です。そして、原因となった出来事を除去あるいは解決する、何らかの仕方で気分転換を図るなど、見えやすい、常識的なやり方や工夫が有効です。

抗うつ薬や抗不安薬などの薬物も有効なので用いることが多いですが、うつ病の場合のように是非とも（時には無理して説得してでも）使わなくてはいけないわけではなく、本人と相談しながら使ったり使わなかったり、または用量を調節する余地があります。本人が「薬を使わずにカウンセリングだけでやりたい」と言えば、そのようにすることが可能です。

エンパワーメント

苦悩の解決は、必ずしも医学的な方法によらなくてもよいし、またその方が適切な場合も多くあります。たとえば職場におけるパワハラやいじめが原因で抑うつ反応をきたしている場合、もっとも必要なことは原因を除去することです。薬を使ったりカウンセリングを行って抑うつそのものを取り扱うことは、二次的な意味は持ちますが、根本的な解決法ではありません。

問診してそうした事情（職場における労働環境の問題など）がはっきりした場合には、そのような治療に入る前に、あるいはそのような治療を行いつつ、

「職場にそうした事柄について相談できる窓口はありませんか」

「労働基準監督署に相談してみるという方法もあります」

「弁護士に相談してみるという方法もあります」

などと、問題解決に向かうための直接的な方法を助言します。あるいは、「年休申請できない空気がある」「時間外勤務をなかなかありのまま請求できない」などの訴えがあったとき、患者の置かれたジレンマに共感を示すことも必要ですが、同時に、「ご存じとは思いますが」と控え目な姿勢を示しつつ、患者が使える社会資源（法律・相談窓口など）を示します。

上司に対する態度を思い切って変えてみるよう助言することもあります。心理士によるカウンセリングを通じて、それを練習してもらうこともあります。そして、患者から、

「思い切って上司に『やめてください』とはっきり言ったら、びっくりしたみたいで、それから変なことをあまり言わなくなりました」などと報告があれば、患者のそうした試みを支持し、思いがけない自分の力に自信を持てるよう援助します。これが、エンパワーメントです。精神科の治療の中では精神療法の一部とも言えますが、その特別な局面として取り出すことができるでしょう。

これが、抑うつ反応を病気としてでなく、苦悩として認識することの意義の一つです。もし病気として認識してしまえば、気分の変化そのものの治療が中心に、あるいは唯一のものになってしまうでしょう。原因を迂回しているために「いつまでも治らない」ことになりかねません。抑うつ反応がそのような形で「慢性化」している例は、おそらく少なくないものと思います。

エンパワーメントとは、もともとは一九八〇年代における女性の権利獲得運動のなかで使われるようになった言葉です。『知恵蔵２０１５』（朝日新聞社）によれば、「社会的弱者や被差別者が、自分自身の置かれている差別構造や抑圧されている要因に気づき、その状況を変革していく方法や自信、自己決定力を回復・強化できるように援助すること」とあります。もう少しわかりやすく表現すれば、圧倒的な力に抑圧され、どうしてよいかわからないでいる弱者に対して、権利意識を高め、また不当な力に知識や手段を駆使して対抗できるよう援助することです。

医師は、直接に、あるいは協働する援助職（精神保健福祉士・心理士など）を通じて、関連する法律や制度について教示することができます。もちろん医師が行うには、それなりに学習しておくことが必要です。主治医の場合、産業医と協力することにより、患者が置かれた状況をよく理解し、それによりエンパワーメントをより効果的に行うことができます。これは、私の場合も含め、両者ともに必要性を感じつつ、プライバシーの問題などの制約から実際にはなかなかできていないことが多い作業で、産業保健上の課題です。

第三章での神内弁護士との会話にあるように、労働者は法律上、きわめて強力に保護されています。いじめやパワハラが問題になっているケースなどの場合、それについて知識を与え、エンパワーメントすることは、大きな助けになるはずです。苦悩に対してエンパワーメントすることは、狭義の医学的治療、すなわち薬物療法や通常の意味の精神療法と並ぶ、援助の第二の柱です。

苦悩は本人の主体性抜きには解決できない

苦悩として認識するなら、本人が主体的に問題解決に向かう必要があることは当然です。仮にパワハラやいじめなどの「被害者」であるとしても、原因となっている問題の当事者だからです。また、病気の場合と違って、「襲われ・蒙って」いるわけではなく、「味わい・巻き込まれて」いるのであり、その分だけ、主体的決定の余裕が残されているからです。

先ほどエンパワーメントについて述べました。エンパワーメントとは、当事者にパワーを与えることです。パワーを与えるのは医師を含め援助者ですが、それを使うのは当事者です。そしてそれをどう使うか、あるいは使わないかは、本人次第です。知ることによって、思い切って自己主張するかもしれない。あるいは「社内の空気」に気をつかって、知ってもあえて遠慮し、我慢するかもしれない。また、それぞれの結果が吉と出ることもあれば、凶と出ることもあるでしょう。そこはもはや、本人の決定の領域です。吉と出るとは限らないからこそ、それぞれの決定にリスクがあるのであり、それだからこそ、それは本人にしか決められないことなのです。

エンパワーメントは、まだるっこしい作業です。なぜなら、援助者が自らパワーを発揮してしまえば、より早く問題が解決しそうに見える場合も多いからです。病気に対しては、いわば援助者（医師）が、自らパワーを発揮してしまうわけです。しかし苦悩の場合には、援助者はそのようなことをしてはいけないと私は思います。苦悩を解決する主体はあくまで本人であり、それを尊重することが援助者の倫理であると思うのです。

私は解決のための方法を助言しますが、紹介まではしません。この点、どこまでが相談を受けた医師の責任か、迷った時期もあります。しかし今では、それが最も適切な限度であると考え、実行しています。それを聞いて患者がどうするか、それは患者の主体性に属することであり、それを尊重することは倫理的な要請でもあるし、またそれを強めることがエンパワーメントのそもそもの目的でもあるからです。この辺は、今でも迷いながら、そのつど最善の選択が何か見極めながら治療を行っているところです。

自殺に対してもそうです。「死にたい」との訴えがあった場合、聞き流すことをせず、気持ちを傾聴します。そして、しばらく時間を共有します。その際、冷たく聞こえるかもしれませんが、「何が何でも防がなくてはならない」という考え方は、私は持っていません。私が持っているのは、「できるだけのことをしよう」という考え方です。

手首を切るなどの未遂行為があった場合には、淡々と縫合など処置をします。それを通じて、治療者がそばにいるという事実を伝えます。処置は精神科医でなく、運ばれた救急外来などで行われる場合も多いのですが（むしろその方が一般的）、そのあと面接して、「その後学校には行ってる？」「うん」とか、「ちゃんと薬はのんでね」「はい」などの短いやりとりをします。野暮な感じがすることが多いですが、「もうやらないでね」とも言っておきます。「うん」と素直に返事をする場合がほとんどです。

これも、治療者がそばにいるという事実を伝えることが主目的です。その上で、家族には観察のポイントと、繰り返させないためにできる注意を指示しておきます。

自殺未遂や自傷行為を繰り返さないよう、このようにできるだけの努力をしますが、それによって完全にゼロにできるとは思っていません。もし本気で思い詰めているなら、なお実行する可能性はあると思います。また精神科医を「ごまかす」くらいはできると思います。

「自殺する人を調べてみたらその九割が精神疾患だった」などという報告がなされることがあります。しかしそれは、DSM-5やICD-10といった昨今の診断基準にならっているからそうなるのです。こうした診断基準では、はっきりと苦悩=精神疾患としているのです。つまり、昨今の診断基準によると、死を考えるくらい落ち込んでいれば、それ自体「病的」なことで、何らかの病名をつけることはできてしまうのです。しかし、それがその人のありようの本質を表しているとは思いません。

苦悩という概念を用いることで、このように認識や、対象へのアプローチの仕方や治療のあり方を変化させ、複合化することができるのではないかと考えます。それはまた、一九八〇年にDSM-Ⅲが出現して以来、どんどん極端化している過剰な疾患化へのアンチテーゼとして、人間の悩みを自然に悩みとして見るという意味を持っているのではないかと思います。

最後に、五木寛之氏の『不安の力』（集英社、二〇〇三）から、次の言葉を引用して終わりにしましょう。

「曲がること、萎えること、そして、しなやかにしなうことも、また大きな力なのだ」

エピローグ——私の労働紛争

本書には労働紛争の話題が多く出てきました。うつ病と休職の問題を扱うわけですから、それも当然なのですが、「それにしても……」と戸惑われた方もいらっしゃるかもしれません。

私が労働紛争に関心を持つのには、理由があります。それは精神科医として日々臨床の現場で、職場での不調を訴える患者さんと向き合っているから、という理由だけではありません。私自身が医院の経営者として、労働紛争に巻き込まれたからです。個人的な体験ですが、本書の問題意識にもつながった出来事なので、エピローグとして紹介したいと思います。

二つの自己都合退職

私は医療法人の理事長をしていて、二〇一〇年までは、二つのクリニックを経営していました。そのうち一つは、別の医師に院長を任せていました。最初のクリニックを開業してまだ四年くらいの頃で、やる気も満々だったのです。

最初に院長に任命した医師は、普段のつきあいから見込んで頼んだ人で、問題もなく務めてくれました。しかし五年ほど経った頃、医師の常ではありますが、自ら開業したいと申し出て、その一カ月後に退職してしまいました。

それからは慌てて医師探し。どう探していいのか見当もつきませんでしたが、ある看護師の提案で、職安に求人を出してみることにしたのです。

「職安の募集で医師が見つかるのか？」と疑問に思いもしましたが、他に方法もありません。すると、求人を出して三日目に面接希望者が現れたのです。早速面接し、身だしなみに少し気になるところはありましたが、院長が空席のままではクリニックを維持できません。一も二もなく採用しました。A先生としておきましょう。

採用して三カ月ほどは、さして問題も起こりませんでした。しかし四カ月目に突入したある日のこと。朝に受付の看護師から「A先生が来ていません」と電話があったので、その医師の自宅に電話すると、「まだ寝ています。起きそうもありません」と奥さんが出ました。すでに患者さんが待っているので、一刻も早く来てもらわないといけません。「すぐ連れてくるように」と指示し、看護師二名を自宅に向かわせました。

しかし、その後もなかなか現れません。やきもきして看護師の携帯に電話すると、「今やっとシャツの袖に腕を通したところです」。それから十分後の電話では、「やっとズボンをはいて立ち上がりました」。職業柄やさしい看護師が、なかなか起きようとしない医師に対し、声掛けしながら一つずつ服を着せていたのです。そんなことをさせている場合じゃないんですが……。

結局、午前の診察は完全にすっぽかし。患者さんには丁重に謝りました。

午後一時頃、看護師に連れられて、「すいませーん」と頭をかきながらその医師が現れました。どう叱りつけようかいろいろ考えていたところでしたが、そのまったく悪びれるところのない姿を見て、私はすっかり気持ちが萎えてしまいました。それでも、一通り説教し、今後こういうことがないよう注意したところ、「わかりました」と子供のように答えていました。

その後も、たびたび「行けそうもないと言ってます」と奥さんから電話があり、朝の診療開始ギリギリに間に合うという日が続きました。危機感を覚えた私は、看護師二名に無理を言って、「毎朝出勤途中に、自宅に迎えに行くように。起きられないとか、行きたくないとか言っても聞かず、無理矢理でもいいから、とにかく最低でも診療開始時間までに連れてくるように」と指示しました。

それが効いたのか、それからしばらくは、診療に穴をあけることもなく、平穏無事に過ぎました。しかし、一カ月ほど経った頃、朝早くに電話があり、「自宅に迎えに行ってもA先生がいない」と言うのです。奥さんに聞くと、「どうも近くの公園に逃げ込んでいるようだ」とのこと。どうやら新しい出勤拒否の手口を考え出したようです。「草の根を分けても探し出して、連れてこい」と看護師に指示すると、かなり広い公園だったにもかかわらず、ちゃんと隠れているところを見つけ出して、時間までに連れてきてくれました。

その後は、逃げ出さないよう見張っていてほしいと奥さんにもお願いし、毎朝の「訪問看護」もつづけて、何とか一年ほど問題なく勤めてもらうことができました。

しかしちょうど一年が経った頃、診察中にけいれん発作を起こし、救急病院に運ばれました。そしてそれを機に、彼の方から退職願が提出され、病院を去ることになりました。その理由を失念してしまいましたが、とにかく自己都合退職でした。

彼が病気だったことは間違いありません。病名は、統合失調症が一番考えられそうですが、けいれん発作から見るとてんかんも考えられる。では、てんかん性精神病でしょうか。定かではありません。一年余り近くにいても、主治医でないと案外わからないものなんです。

彼が院長だった間、クリニックの患者さんには申し訳ないことをしたと思います。病気の医師に、病気の診療をさせたのですから。でも、彼は「愛されキャラ」でもあって、彼に対する不満は一件も聞いたことはありませんでした。患者さんに人気があったと言ってもいいぐらい。

長くなりましたが、ここまでがこのエピソードの前段です。テーマを忘れてはいけません。「なぜ私は労働紛争に関心を持ったのか？」です。それをこれからお話ししましょう。

懲戒解雇処分と損害賠償請求

さて、私が経営する二つめのクリニックの院長が再び空席になりました。また急いで探さねばなりません。今回は、職安に加えて、医師専門の転職サイトに求人広告を出しました。

すると、運のいいことに、わずか数日で希望者が現れたのです。面接したところ、経歴、印象とも悪くありません。早速採用です。彼をB先生としておきましょう。

前任のA先生のように、病気の印象もありません。ただ、あまりコミュニケーションが得意でない様子。話すとき、伏し目がちになるのが少し気になりました。また、患者さんから「B先生からとてもひどいことを言われた」という訴えがあり、その患者さんはそれを最後に通院しなくなってしまいました。しかしそれは稀な例で、ほかには格別問題がなく、一年が過ぎました。

ある朝のこと、第二クリニックの看護師から、「B先生が来ていません」と電話がありました。看護師はさらに「おそらくC病院を受診してるはず」と続けます。こうなったらまた「訪問看護」です。早速、看護師二名をC病院に向かわせ、B先生をすぐに連れてくるよう指示しました。

三十分後電話があり、「B先生を見つけましたが、B先生は頑固に受診すると主張しています」という報告がありました。仕方ないので、私自身が本来担当している第一クリニックの診療を午前十時半で切り上げ、移動して十一時から第二クリニックの診療に当たることにしました。患者さんへの迷惑を最小限にするためです。

午後一時頃、看護師に連れられ、B先生がC病院から戻ってきました。謝罪の言葉がひとつぐらいあるかと思いましたが、何も言いません。問い詰めると、驚いたことに、「私が何か悪いことをしましたか」と開き直るではないですか。私は呆気にとられ、言葉を失いました。懸命に自己抑制しながら、「自分がどんなことをしたか考えてみなさい」と伝えると、「何ですか。私が何をしたのか言ってください」と声を上げます。私は、それ以上何も言いませんでした。

すると彼は、C病院整形外科でもらってきた「糖尿病を基礎疾患とする変形性膝関節症のため、五日間の自宅療養を要する」という診断書を提出してきたのです。見たところ、昨日までと全く変わった様子はありません。普通に歩いてもいます。

「何を馬鹿な。無断で半日診療をすっぽかしておいて自分の病気だなんて。その翌日から急に休養が必要も何もあるものか」と心では思いましたが、黙っていました。代わりに、事務職員に命じ、就業規則に従って「一カ月間十分の三の減給」の懲戒処分通知書を作らせ、B医師に渡しました。B医師はそれをチラッと見るだけでテーブルの上に置いたまま、立ち去ろうとしました。そして、「明日から休んだら病休ですか、それとも無断欠勤ですか」と大声で何度も聞きます。内心「気の小さい奴だなあ」と思いましたが、これにも私は無言を貫きました（十分の三の減給は、のちほど労基署の指摘で労働基準法違反とわかり、十分の一の減給に変更）。

その後一週間、彼は何の連絡もよこさず、欠勤を続けました。仕方なく私は、第二クリニックを閉じる決断をしました。医療法の規定で、常勤の院長がいなければ診療所は維持できません。看護師など職員は、すべて第一クリニックに異動させ、雇用はそのまま維持しました。

そして私はB医師に懲戒解雇処分を執行し、内容証明郵便で通知書を送ったのです。二週間後、B医師から訴状が郵送されてきました。懲戒解雇処分の取り消しを求めるとともに、未払い賃金、精神的苦痛に対する慰謝料等合わせて四百四十万円を求める損害賠償請求でした。

呆れました。

「院長でありながら勝手な振る舞いをして、患者にあれだけの迷惑をかけ、雇用主（医療法人）にも多大な損失を蒙らせておいて、損害賠償請求だって？　冗談じゃない。こっちが損害賠償をもらいたいよ」

「まあいいだろう。それなら受けて立とう。社会常識から見て、こんな要求が認められるはずがない」

それが私の正直な気持ちでした。

労働審判を経験

早速、かねてより面識のあった弁護士事務所に依頼に行きました。そして労働審判が始まりました。労働審判は、双方の当事者と一名の審判官（裁判官）および二名の審判員（学識経験者）が丸テーブルを囲んで行うもので、当たり前ですが初めての体験です。ワクワクしてきました。相手の非常識な主張を木端微塵にしてやろうと、武者震いさえ起こってきました。

驚いたことに、審判にはB医師は出てこず、相手方は代理人として弁護士だけが出席していました。B医師は例の出来事の約一カ月後、意識を失って入院し、その後も意識が戻っていないというのです。それが持病（糖尿病）のせいなのか、それ以外のせいなのかは不明でした。「過度のストレスで、頭に血が上って倒れたのかな」と、医者らしからぬことも考えましたが、とにかく一回目の審判は、B医師抜きで事実関係の確認だけで終わりました。

二回目の審判の前に、私が依頼している弁護士が、百二十万円での和解案を作ってきました。それを見て、私は弁護士を叱りつけました。

「なぜクライアントの希望に反する提案をするのか。私が求めているのは、額の多寡ではありません。こちらの正当性の確認です。四百四十万では駄目だが、百二十万なら良いというものではありません。一円でも払うつもりはない」

私の剣幕に驚いたのか、弁護士はその和解案を取り下げ、単に二回目の審判に臨みました。審判の終了後、弁護士はこの件について、「大変勉強になりました」と述べていました。

二回目の審判では、もっぱら双方の弁護士と審判官が会話し、私にはその内容がよくわかりませんでした。しかし、審判後の弁護士の説明では、懲戒解雇処分は認められそうもなく、また、ある程度の損害賠償は覚悟する必要があるだろうとのことでした。

それから一カ月が経ち、三回目の審判が始まると、その冒頭、相手側の代理人から予想外の提案があったのです。B医師はまだ「意識が戻らず入院中」とのことでしたが、

B医師の両親から、「損害賠償については要求しない。もし懲戒解雇を取り消し、自己都合退職に変更してもらえればそれでよい」という話があったそうで、それに沿った内容の和解案でした。意向を聞かれ、「懲戒解雇で何がおかしい」という気持ちはなおありましたが、和解に応じることにしました。

さて、これで一件落着と思いきや、審判官が「和解案をまとめるにあたって、十万円の見舞金をつけるということでどうでしょう」と提案してきたのです。私がそれも拒否すると、「慰謝料じゃなく見舞金ですよ。それならいいでしょう」と言うので、再び首を横に振りました。すると「じゃあ五万円で」。最後は「一万円で」……。

すべて拒否しました。先にも言ったように、金額の多寡は関係ありません。すると審判官は「わかりました」と、慰謝料も見舞金もゼロで「結審」となったのです。

以上が、私の労働紛争体験です。

本書を書き上げたことで、若干の労働法の基礎知識が身に付きましたが、その現在の視点から当時の私の態度をみると、その向こう見ずさには呆れます。「法律を知らない」というのは、強いもの（結果が良かったからそう言えるだけで、本当は怖いもの）です。

後でこの話を本書に登場した神内弁護士にしたところ、この事案で使用者側が完全勝利したことに、非常に驚いていました。

しかしこのような経験があったことで、司法の世界への関心が生まれ、本書のような内容のものを書いてみようと思ったのもまた事実。当時の己の無知さには呆れるばかりですが、もしかしたら似たような経験をされた人がいるかもしれません。そのためにも、本書が何らかの参考になれば著者として望外の喜びです。

また、このエピローグを読んだ方の中には、「精神科医」というのはそんなに問題だらけの人が多いのか？　という疑問を持つ方もあるかと思います。己を棚に上げていろいろ内部事情をお話ししたいところですが、それはまた別のお話、ということで筆を擱きたいと思います。

おわりに

「著者のうつ病概念へのこだわりは、理論的なものにすぎないのではないか。曖昧であろうと、不当な拡大であろうと、現実にその方が多くの患者が助かるのだからそれでいいのではないか。むしろ、現在の診断基準は、人々の耐性が低くなり、正常と異常の境界がはっきりしなくなった現実に適応したものと言えるのではないか」

「社会的不正義に荷担することをよしとしない点はよいとしても、医師としての役割を果たしていると言えるのか。これではまるで検察官のようなものではないか。角を矯めて牛を殺すようなものではないか。患者が弱者であることを前提とすれば、もう少し『話のわかる』対応でもいいんじゃないか。ほかに相談する相手もなく、困ったあげく来ているのだから、上司や役所みたいに厳しくされては救われないよ」

本書をお読みになってこんな風に感じられた方も、もしかしたらいるのではないでしょうか。

精神科医も、現実の変化に戸惑い、悩んでいます。なぜなら、現に世の中のストレスが増えたせいなのか、人々の感じ方が変わったせいなのか、精神科の敷居が低くなったせいなのか、理由はわかりませんが、抑うつ状態を訴えて外来を訪れる人は以前に比べ格段に多くなっています。

そして、理論がどうであれ、助けてほしいと目の前に訪れる人に手を差し伸べるのがわれわれの仕事です。そうした人に対し、希望に反し「病気で仕事ができないというほどではないから診断書は書けない」と、一見意地悪のようなことをするのには、内心葛藤があります。「抑うつ反応をうつ病とすることはできない」というこだわりには、もはや現実的な意味はないのではないか。むしろどんな軽い抑うつ状態も拾い上げ、「軽い、、うつ病」として治療する方が、現実的で有益な、世の中の変化に適応した姿勢なのではないか。そんな風に思うこともよくあります。

しかし、「こんな方便みたいな目的で診断書を発行することはできない」「その気になれば仕事に行けるはずじゃないか。自分の努力の不足を病気のせいにするなよ」と思うことが多いのも事実です。「やはり安易な迎合はできない。病気は病気、そうでないものはそうでないものとしたい。病気の中でも深刻なものとそうでないものとは区別したい」という気持ちを捨て去ることはできません。こうした診断に対するこだわりは、医師としての誠実さであり、それを捨て去ったり、いい加減に考えてしまうことは、専門医としてのよりどころを捨ててしまうことではないか、とも思うのです。

診断学がしっかりしなければ、医学のみならず、社会も混乱します。現に、第三章で見たように、企業内部にもメンタルヘルス対策をめぐってさまざまな戸惑いが生じています。それは、労務担当者にとどまらず、世の中の多くの人々の戸惑いでもあるでしょう。さらに、労務問題と結びついた領域においては、安易な「疾病化」が問題の本質を覆い隠し、解決にとって逆効果になっている可能性もあります。その意味でも、精神科専門医は、単に世の中に合わせるのではなく、理論的な根拠を持った基準に基づいて診断していく必要と責任があるでしょう。

うつ病という診断が、労働基準法を無視し、三六協定（残業の根拠となる労使協定）の曖昧さを利用して、長時間労働やサービス残業を当たり前とする労働慣行の犠牲になっている人たちを救い、またその問題に風穴を開ける契機になったことは事実です。二〇一六年十月に報道された第二の電通事件の影響で、電通をはじめこうした慣行を当然としていたいくつかの大企業が厳しく断罪され、残業時間も月百時間未満に制限されることになりました。これにより、モーレツ社員をよしとし、深夜までの残業を当たり前としてきた我が国の労働観も、労使ともにおいて、おそらく変わっていくことでしょう。その意味で、抑うつ反応を含めてうつ病とみなす風潮は、社会的に「役に立った」のです。

それでは今後も、うつ病の網はできるだけ広くとり、抑うつ反応も軽症のうちからできるだけ拾い上げていくメンタルヘルス対策を、労務政策の重要な柱と考えるべきなのでしょうか。

私は違うと思います。

考えてみてください。うつ病になってもならなくても、違法な残業時間は容認できないものであり、理不尽ないじめやパワハラも看過できないものなのです。病気にはならないが、我慢して働いている多くの人たちも、同様に、それによって人間らしい生活を奪われているのです。問題は、違法な長時間労働があるかないか、不当な労働環境があるかないかであって、ある人がうつ病になるかならないかではないはずです。

今後は、「炭鉱のカナリア」（カナリアは有毒ガスを感知すると鳴き止む）としての役割をうつ病に期待すべきではありません。われわれは、一九九六年（東京地裁判決時点）の電通事件から二〇一六年（新聞報道時点）の第二の電通事件に至る歴史から深く学び、これからは、労働慣行や労働環境そのものの問題点を見つめ、その改善を直接的に志向するべきではないでしょうか。もはや、うつ病の社員が出るたびに階段を一段一段上るような歩みをすべきではないし、病気の社員がいないから大丈夫といったような認識をすべきでもありません。

しかしながら、現実には労務問題に起因して精神的不調に陥る人は今後も現れるでしょう。そういう人たちにどう手を差し伸べ、対処していくかは、今後もわれわれ精神科医が、企業の労務担当者と協働して考えるべき課題でしょう。その際、「うつ病」を「重症の記号」として用いることはやめるべきです。抑うつ反応という本来の診断をつけながら、それを引き起こしている環境因として労務問題を位置づけ、エンパワーメントや労務担当者との連携を含めたきめ細かな治療を工夫していく必要があるでしょう。これは私にとっても大きな課題です。

本書が、うつ病について、また企業におけるメンタルヘルスについて、新たな視点を提供できれば幸いです。

中嶋 聡　1955(昭和30)年生まれ。東京大学医学部医学科卒業。精神科医。医学博士。著書に『「心の傷」は言ったもん勝ち』『眠れぬ夜の精神科』『「新型うつ病」のデタラメ』など。

Ⓢ新潮新書

717

うつ病休職《びょうきゅうしょく》

著者　中嶋《なかじま》 聡《さとし》

2017年5月20日　発行

発行者　佐藤隆信

発行所　株式会社新潮社

〒162-8711　東京都新宿区矢来町71番地
編集部(03)3266-5430　読者係(03)3266-5111
http://www.shinchosha.co.jp

図版製作　株式会社アトリエ・プラン

印刷所　錦明印刷株式会社

製本所　錦明印刷株式会社

ISBN978-4-10-610717-7　C0247

価格はカバーに表示してあります。